零起点

天下无疾 著

用针之要：一曰治神，二曰调气

调气心法：倾听脉语，凭针达意

学针灸

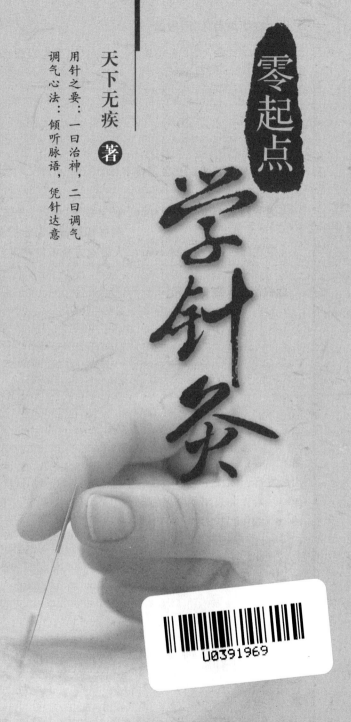

人民卫生出版社

图书在版编目(CIP)数据

零起点学针灸/天下无疾著.—北京:人民卫生出版社,2016

ISBN 978-7-117-23684-3

Ⅰ.①零… Ⅱ.①天… Ⅲ.①针灸学-基本知识 Ⅳ.①R245

中国版本图书馆 CIP 数据核字(2016)第 287186 号

| 人卫智网 | www.ipmph.com | 医学教育、学术、考试、健康,购书智慧智能综合服务平台 |
| 人卫官网 | www.pmph.com | 人卫官方资讯发布平台 |

零起点学针灸

著　　者: 天下无疾

出版发行: 人民卫生出版社 (中继线 010-59780011)

地　　址: 北京市朝阳区潘家园南里 19 号

邮　　编: 100021

E - mail: pmph @ pmph.com

购书热线: 010-59787592　010-59787584　010-65264830

印　　刷: 三河市尚艺印装有限公司

经　　销: 新华书店

开　　本: 710×1000　1/16　**印张:** 13

字　　数: 206 千字

版　　次: 2016 年 12 月第 1 版　2024 年 4 月第 1 版第 9 次印刷

标准书号: ISBN 978-7-117-23684-3/R・23685

定　　价: 39.00 元

打击盗版举报电话: 010-59787491　**E-mail:** WQ @ pmph.com
(凡属印装质量问题请与本社市场营销中心联系退换)

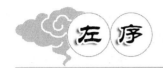

左序

七月初的某一天，收到蓄之君问候，谈及他写的一本《零起点学针灸》，约我写序。当我一口气读完这本书，禁不住击节赞叹！就在那一刻，我决定为推荐这本书，认真地写一篇序，谈谈我眼中的蓄之君，我读书后的心得，以及我个人对针灸的探索历程。

与蓄之的相识，缘于十多年前，当时我在国内做董氏针灸课程的推广。蓄之在听课后，把自己的心得写成一系列文章发表在网络上，其细密的心思和勃发的才情令我侧目，自此交好。蓄之师出名门，接受过严格而正统的学术培养。他的导师赵京生教授，也是令我景仰的针灸理论学界前辈。针灸学深厚的学术涵养，或正是蓄之今日造诣的根基。蓄之善于学习，勤于思考。他在书里展现了非常多的原创性思想，都是极其可贵的。尤其不为人所知的，蓄之心性内敛，儒雅沉静，有很深的禅修体验，对针道及人生都有深刻领悟。我无法掩饰对作者的喜爱，这是一位我极为欣赏的学者型临床家，或者说是临床型的学者。

回到这本书本身。我从作者的自序中，看到了一个医者成长中的困惑，和对针灸的热爱。再看书中的目录部分，初看章节分明，条理清晰，分列针道、针理、诊法、断法、选经、选穴、配穴、取穴、手法、治法诸章。当我把全书用心读过，再回头琢磨目录章节的设置、编排，发现作者原来颇费了一番巧妙心思。作者把针灸学科的每个层面都吃透了、融通了，再将之打碎、揉成一团，然后细细展开，一一呈现。我不得不佩服作者的老到。在作者的引领下，每个章节所涉的内容环环相扣、层层深入，让人一步步领略了针灸的次第。对于初学针灸者而言，颇有引人入胜之妙。即便是那些针灸从业多年的医生，也会油然而生"深者见其深、浅者见其浅"之叹！

细看每一个章节，发现这本书的写作不落俗套。不过分引经据典，也没有繁复的说教，而是用清新的文字，娓娓道来，令阅读体验非常愉快。读罢掩卷沉思，又会发现书中所传达的思想，深得古典经旨。更重要的是，作者将临床实战中，最

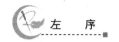

具实用价值的内容展现出来,条分缕析,鞭辟入里。下面,我把自己对书中某些章节的读后心得分享一下,在读者看来,或许可以当作本书的一个导读吧。

第一章名曰"针道",分为三节:一、人体:形气之辨;二、疾病:正气不平;三、医生:无为而治。这是开篇明义的第一章,在这么大的一个标题下,只讲了三个内容:人、疾、医。这实在是简约传神之笔。作为一个医者,首先要明白"人之道",再弄清"疾之理",接下来,"医之法"便呼之欲出了。我深以为然。在这里,作者运用社会生活中的常识打比方,深入浅出,极其形象。从形气入手,把人一天当中的寤寐、饮食、二便等生理活动进行了阐述。只有先了解生理,方能明白病理。而作者对病理的认识,同样令人耳目一新。谈到医,提倡无为而治,顺势而为。我在课徒之余,曾经谈到:针道修习次第,一曰见地,二曰功夫,三曰证量。在这本书的开篇"针道"章,看到作者如此的见地,吸引我迫不及待往下读。

第二章曰"针理"。从经脉、分形、应象、调气四个方面探讨了针灸的原理,相信对很多针灸医生而言,都是别开生面的内容。从 2001 年开始,我曾致力于董氏针灸的传播。在授课早期,我就个人的理解提出了人体的"经纬律",并依据"应象原理"研创了"微络刺血"。作者在"自序"中提及,"临床上的开悟,是在左常波老师的讲授中完成的",应该是受我这一阶段针灸思想的启发。今天看来,从经纬两个方向选择针灸治疗点,依然具有极高的临床实用价值。尤其令人激赏的是,作者运用现代数学领域的重要发现——分形理论来阐释相关原理,较之泛化的全息学说,确实更具说服力。

应象原理别具一格,将听起来玄虚的"取象比类"思想在针灸实践中发挥得活灵活现,有助于找到最佳的应对之穴,以取得明确的临床效果。我曾把"应象原理"总结成一句话:有病必有象,有象必有应,取应必有验。在这一部分,作者无疑把应象原理做了更深入的拓展。这是本书非常精彩的内容之一,值得好好研究。

作者还提出,调气是整个针灸的灵魂,诚为见道之言!读者诸君莫因此节文字短少而轻忽。我认为:针灸一门,就技术层面而言,可分为调气、调血、调经筋、治神四大类技法,合称"三调一治"。倡导微针调气要细腻,调血要深透,调经筋要立体,治神要微妙。四者之中,尤以调气功夫最为吃紧。

第三章曰"诊法"。在这一部分,作者首先讲到了脉诊。将针脉结合,深得古法针灸旨趣。作者根据自己的体会,总结了八个字:"倾听脉语,凭针达意",

颇耐回味,这也是我个人应该学习的地方。按诊这一节,作者花费了极大的心思,系统整理了六种常见的应结现象。临床上,按诊确实是针灸医生的基本功。因为在按诊的同时,往往能找到最佳的治疗切入点,是所谓诊治合一。至于望诊,作者可能限于篇幅,抑或拘于零起点学针灸的立意,书中仅介绍了络脉的望诊。实际上,准确找到体表的瘀络,在刺血疗法中尤其重要,在此谨提醒读者诸君留意。

其余在"断法"、"选经"、"选穴"、"取穴"、"治法"诸章中,也极有新意,颇多可圈可点之处,可谓珍珠满地,俯拾皆是。读者宜留心细读,深思回味,此处不再一一赘言。

最后提醒大家关注一下第七章配穴,和第九章手法。配穴,是极易被忽略的环节,其实暗藏妙理。我在临证中常用穴不过十余个,然而将不同的穴精心配伍,可以形成不同的针法,所谓针法即阵法。因知,单穴重要,穴位间的配伍更重要。手法一章,作者提到了针具、指力以及如何练针,还探讨了治神、调气、补泻、得气。我认为:针灸医生必备素养有三:一曰手感,二曰眼力,三曰心思。要想成为一个出色的针灸医生,此三者缺一不可。或问:针法的实质是什么?我的回答是:针法不在于针而在于手,手法不在于手而在于心,心法不在于心而在于空。"空中之机,清静而微,其来不可逢,其往不可追。迎之随之,以意和之,针道毕矣。"

全书读罢,可谓一气呵成,酣畅淋漓。这是一本心血之作,是我近20年来读过的最优秀的针灸佳作之一。作为同道,我深知作者一路走来的艰辛。回顾自己探索针灸的心路历程,曾用八个字概括:参透、放下、超越、回归。今读此书,颇为所感,只想说,**这是一本让人感动的针灸入门书**。

拉拉杂杂说了这么多,深怕言不及义,犹怅一纸千山。就此打住吧。此时我想起了2009年12月,我应邀前往太湖大学堂为南怀瑾先生针灸的情景。而今先生业已归空,但南师当年说过的一句话令我记忆尤深:通一切法,彻万法源。我以此作为结语,并与蓄之君共勉。

2016 年 8 月 29 日

左常波　于富春山居

自序：针灸路上的困惑与求索

转眼间，在针灸路上行走了二十年。这本针灸小书行将出版之际，直想把路上的风雨悉数倾诉，一吐为快。

对针灸的兴趣，源自幼年的经历。祖父是医生，之前在镇上，后来到村里。那时对中西医完全没有概念，只是觉得从瓶瓶罐罐里数好药片，包成小包发给病人，是件很愉快的事。不过，更有意思的，还是长长一根针，扎到头上腿上，就能治病。祖父去世很早，没来得及把自己的经验心得留下来。但播下的这颗针灸种子，已经在心底慢慢发芽。

真正走进针灸的大门，是高考之后。至今犹记手捧录取通知书时，内心强烈的喜悦，这是当年自己能去的最好的大学，和最喜欢的专业。大学时代，学习只为一个目标，想做个好医生。无奈资质平庸，学习又不得法，只是花了不少苦功笨力，背经典，背歌诀。直到毕业考研，对针灸的兴趣已经消磨殆尽，坚决改投方剂门下。

回想起来，大学时代的针灸学习，为日后储备了必要的专业知识，但留下更多的，其实是一处处难解的困惑。

困惑一：经络到底是什么？

作为整个针灸学理论体系的根基，经络理论，是长期笼罩心里的一团迷雾。是神经？是血管？是淋巴？是组织液？是细胞膜？是组织间隙？是凤汉体？是大脑皮质的记忆？连你自己都没法从心里说服自己，教我如何能信你？

困惑二：针灸学的理论体系有结构性缺失。

针灸专业开设的核心课程，包括经络学、腧穴学、刺灸法和针灸治疗四门。与中医学相比，经络学约等于中医基础理论，腧穴学约等于中药学，治疗学约等于中医内外妇儿。多出的刺灸法为针灸特有。可见，作为学科，针灸学有两部分内容明显缺失，一是诊断学，二是处方学。没有诊断学，如何判断病变经脉所在？如何选经取穴？没有处方学，配穴都基于几条原则，或是经验，这能可靠吗？

困惑三：有效的方法穴位怎么会那么多？

同一个病，用毫针、梅花针、火针、三棱针、腕踝针、腹针、耳针、反射区、筋膜链，各种各样的方法、理论，都可以治，而且讲出来的效果都那么好。同一个病，有几十甚至上百个穴都能治，讲的效果同样也都很好。但问题是，谁能告诉我，对眼前的这位患者，该用哪种方法，选哪个穴？

更多的困惑，不再一一列举。为惑所困，终于放弃了针灸，改学方药。不过，命运有时偏偏喜欢捉弄人。工作后，阴差阳错，无疾做了老师，进了针灸教研室。当时心里的想法就是一个：自己读书时学的稀里糊涂，如今做老师，总不能还是照样糊涂地教学生吧？正是在这个想法的激励下，磕磕绊绊，一路走到今天。

最初的振奋，来自黄龙祥老师的著作《中国针灸学术史大纲》。回顾历史，第一次对经脉有了全新的、清晰的认识。经脉是什么？经脉是古人对人体特定部位间存在特定联系这一现象的形象化理论表达。有了这一点认识，以往看似云山雾罩，迷雾重重的经络学说，倏忽间拨云见日。

进一步的深入学习，是跟从赵京生老师读博之后。引领走入学问殿堂，师恩重于山，终生铭记。指点、教诲、启发、棒喝，数不胜数。赵师对两种经脉理论的分别，对脉诊法的强调，对针刺手法立意的凝练，都对无疾的影响既深且远。也正是从那时起，脉诊法才进入自己的视野，并开始尝试用于针灸临床。

如果说理论上的学习和研究，为个人针灸实践打下了根基，那么临床上的"开悟"，是在左常波老师的讲授中完成的。一整套关于"纬"的学说，在当时的无疾听来，有如石破天惊：针灸的世界，原来是这样的！脚脖子、腿肚子，这些俗称对针灸选穴竟然居功至伟。此外，在董氏奇穴体系的映照下，传统针灸理论的面貌显得更加清晰。没有参照，就很难发现。

最后一次重要启发，来自许跃远老师的脉诊课程。长久以来，困惑于如何将脉诊法应用于针灸临床。课堂上学到的以五脏为核心的脉诊法，用于指导方药大体没问题，但在针灸诊疗上，明显不适用。所幸许老师的脉诊法，提供了一个全新的思路：将人体各部完全对应到寸口脉上。对针灸临床来说，将这两种脉诊法参合应用，终于可以应对绝大多数情况。

学习至此，剩下的主要就是一点一滴的临证积累，体悟总结。慢慢的，慢

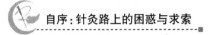

慢的，一个朦朦胧胧的诊疗思路逐渐成形：诊脉，了解周身气机状态；针刺调气，以为呼应；再诊脉，观其动静，直至气平。一次与好友交流中，灵光乍现，将这一思路凝练为8个字：**倾听脉语，凭针达意**。思路一旦清晰，方向随之明确，眼前的路也就一点点开阔起来。

多年顽固的失眠，精神的长期抑郁，屡攻不克的痘疹，数十年的腹泻便秘，又或者眩晕突发，耳聋暴起，鼻衄如泉，痛经欲死，乃至高达44℃的发热惊风。当脉诊成为诊察气的途径，患者体内本不可见的气，于是实时呈现出来。而凭借一根细小的针，医生的心意也可以很好地传递给患者。一来一往之际，哪还有病魔，对抗又何必？只剩下倾听，只需要达意。

现代针灸临床，与两个西医学科渐行渐近，一是神经内科，一是软组织外科。无可否认，这种局面的出现，都可以在一定程度上理解为针灸学科在新形势下的发展。作为一种治疗手段，在现代医学理论模式下寻得适合自己生长的领域，一定不是坏事。不过，进一步看，这两种方向下，针灸的理论基础，已经基本脱离了经络传统，唯解剖学马首是瞻。扬弃不一定是坏事，任何时代要进步，都离不开对传统的扬弃。只不过，在扬弃之前，我们是否有必要甄别一下，经络这个虚而不实的概念，是否还有哪些可取之处，可以为今天的我们提供有价值的参考，甚至依然可以作为理论的基础呢？虚化，而非实化，对人体和疾病的认识究竟还有没有意义？

当神内、软外在针灸界大行其道，各种针具、微针系统、奇穴理论风起云涌，传统针灸，你还能做什么？当起效快捷成为针灸最重要的临床优势，传统针灸，你的地盘还剩下几座山头？当经脉理论饱受质疑，赖以生存的基础遭受业内外的摒弃，传统针灸，你还凭什么活下去？如果这些问题也能引起您的共鸣，不妨翻开这本小书，或许能发现一些传统针灸的有趣之处，有用之处，有力之处。

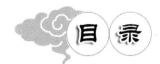

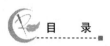

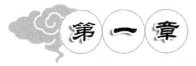

第一章

针　道

　　针灸的效果,经常被描述成两个字:神奇。小小一根针,可以让扭伤后不敢弯腰、不敢下蹲、不敢行走的患者,转眼间行动自如;让头痛欲裂、躁扰不宁的患者,片刻间笑容绽放;让痛经到面色惨白、死去活来的患者,微笑度过那几天。如果对您而言,针灸只是个遭逢不测时可供选择的治疗手段,保持这种"神奇"心态是没问题的。但对针灸的学习者而言,神奇背后的那个问题,就必须面对了:针灸为什么能治病?

　　解答这个问题,离不开三个方面的认识:在针灸医生的眼里,是如何看待人体,如何看待疾病,如何看待针灸医生自己的? 以下逐条来看。

一、人体:形气之辨

　　我们常说,中医西医,无论理论如何不同,面对的始终是同一个人体。话虽不错,但正因为理论不同,确切地说,理论背后的观念不同,观念背后的心不同,这相同的人体所表达的,就成了两组截然不同的信息。一句话,**形在先,还是气在先**?

　　貌似一个鸡生蛋、蛋生鸡的无聊话题,实则对认识中医眼中的人体至关重要。西医看来,所有的生命现象,都建立在形体结构的基础上,即形在先。有了形体结构,才有功能,生命才有了根基。所以,对人体的认识,必须从有形实体入手,先解剖,再生理。一旦疾病发生,根源仍在形体,肺有炎症,胃在溃疡,肝在硬化,肾有结石。诊断务必以有形病变为依据,治疗同样以改变实体为目的。

　　站在中医的角度,景象就不太一样了。一切有形实体,本质上都是由气的凝聚所形成的,即气在先。在肾脏出现结石之前,一定先有形成结石的"气"在

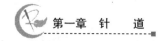

不断聚集。同样的，在肾脏实体形成之前，也是先有气的聚集，才有肾脏。既然如此，疾病的发生就可以大体区别为两个阶段，**先是气病而形未病，再才是气与形俱病**。诊断不但需要考量形的病变，还需要判断气的问题。治疗气病当以调气法，治形病同样离不开调气，因为形体向愈之前，一定先有气在好转。

打个比方，房子。西医思路看，有了房子的实体，才有居住的功能。中医看来，是先有了居住的需要，才造出房子的实体。本质上，"我要居住"是个想法，属于"神"的范畴。在这个想法（神）的引导下，我（神）开始购买原料、雇佣工人。各种砖瓦木材（气），一批瓦工木工（气），开始向工地聚集。经过几个月齐心协力的工作，房子（形）终于盖好。气随神动，形因气生。

以上只是一个简单的形气模型，生命体中的形气现象要复杂得多。篇幅结构所限，这里对形与气的讨论暂且打住。有兴趣的朋友，可以参考书末附文《形气之辨，对话中西》。以下站在中医的视角，了解一下每天的生活中，气都扮演了怎样的角色。且看**气的一天工作图景**。

醒来：早上醒来一睁眼，**卫气**就第一个开启工作模式，从身体内部迅速来到体表。作为一种标识，皮肤是人体与外界之间最基础、最重要的一道屏障。但皮肤不过是一个有形实体，是前沿阵地。每天在前线保家卫国的士兵，是卫气。一旦醒来，开始活动，人体与外界之间，就开始发生一系列信息、物质、能量的交流。体内的热是不是太多了？要不要把汗孔打开，把热排出去一些？外面是不是太冷了？要不要汗孔关闭，防止寒邪入侵？发现外邪入侵，马上拉响警报，紧急动员抗邪！发现内部人员（如津液）叛徒，迅速组织队伍实施拦截！总而言之，我们每天得有安定团结的大好局面，首先要感谢卫气在边防线的驻守。

饮食：到了吃饭喝水的时间，**胃气**随时准备进入工作状态。根据身体所需，以及自身的能力，胃气决定着要不要饮食，以及要多少。一旦饮食入胃，接下来的工作就移交给**脾气**来完成了。饮食物从胃到肠的运转，到肠之后，又从水谷中化别出精微与糟粕，令精微上注，糟粕下行，靠的都是脾气的运化之力。

大便：脾气将化别后的水谷糟粕，从小肠向下传送至大肠，最后排出。这个过程看似简单，其实是诸多因素共同作用的结果。譬如运河中的船只，要顺利航行，首先需要有充分的水（肠道的津液需要充足），其次需要有纤夫推拉（**脾气推动**），而且纤夫要齐心协力（**肝气舒展情志畅达**），最后河岸上的道路还要干爽平整(无湿邪困脾)。

小便:小便生成的过程,还需要再回到喝水入胃的情景。水进入胃中,**脾气**开始工作,把水中的精气向上传送给肺。譬如一个村落的供水,首先需要把水集中到高高的水塔上,凭借重力,水才能顺利地传送到家家户户;肺就是人体内位置最高的水塔。肺脏接收到水精后,**肺气**开始工作,把水精向下布散到体内的各个脏腑器官。同时,肺气强大的宣发作用,还可以把津液向上呈递头面官窍,以及向外宣布到皮肤肌腠。家家户户得到水,无论洗衣做饭,使用过后总会有污水需要排放到下水道;人体内这样的下水道系统,被称为三焦,所谓"三焦者,决渎之官,水道出焉"。废水经过三焦不断向下汇聚,短暂存储在膀胱里。最后在**肾气**的推动下,以小便的形式排出体外。

睡眠:**心气**主持神明大局,让我们的工作学习生活有条不紊。一天下来,心气也感到疲倦,放缓步伐。神渐宁静,最后回到心中,在心血的滋养下,安然入睡;人也随之进入梦乡。随着心气的步伐放缓,人体内的诸多气,脾气、肝气、肾气、卫气等,也随之进入休息状态,尤其是**卫气**。当然还会有留守的工作人员,比如**肺气**,仍然在主持呼吸的节奏;**营气**,仍然在周行不息,为其他诸气提供营养支持。

以上大体勾勒了日常生活中,气的运行图景。当然不够全面,不够精确。以管窥豹,只求朋友们对中医眼中的人体运行,有基本的了解;对中医所谓的气,有概貌的认识。不过,讲到这里,或有朋友仍存疑问,为什么中医所讲的气,总让人感到朦胧,似懂非懂?实际上,这并非我们的理解能力出了什么问题,而是因为近百年来的科学化进程,放大一些,近三百年来世界范围内的现代化历程,从根本上改变了我们认识世界的方式。

百年前,我们用理解和体验两条腿走路,脑与心并重,而后者,即用心体验所占的比重,或许还更多些。而今,体验的方式,除了在艺术、宗教领域,已经很少被重视。从小接受的教育,让我们习惯于用学习的方式获取知识;至于体验究为何物,老师自己也快要忘记了。不巧的是,气正是这样一个物件,完全交由头脑理解,就只能看到混沌一团;**不用心体验,气或许永远只是一个干瘪的概念**。现在就尝试,换从体验的角度,再来认识气。

先找到一个安静的房间,没有嘈杂,不需要音乐。之后安静地坐下来,让纷繁的思绪暂且停下脚步,让紧绷的身体暂且放松下来,安静地观察腹部呼吸,一分钟左右。将右手拇指轻轻搭在左手腕后动脉搏动处,闭上眼睛,体验每一次脉动时,指下如泉涌般流动的感觉。拇指再轻轻加一点力,手指穿过最表层的水流,进入稍深的一层,再体验流动发生的变化。再加点力,再体验;再加力,再体验。直到最后,拇指已经触碰到最深层的筋骨,流动近乎停止。再尝试慢慢地减轻一点力,体验;再减轻,再体验。直到最后,拇指已经回到最表层的皮毛处,流动的感觉完全消失。**这个在指尖体验到的流动,就是气。**未经体验,就不合逻辑,不可思议。

这流动,如泉涌,似溪流,潺潺不息。这流动,有强弱,有滑涩,有粗细,有缓急。浮在表的气,与沉在里的气,用心分辨,三五层可以,八九层也行,十二三层还能发现彼此的区别。这种对气的体验,真切,实在。看不见,却摸得着。

以上是在中医眼中,人体的大致面貌:气聚成形,气蕴形中;气行为生,气消则死。接下来,仍然从中医的立场,站在气的角度,一起看看疾病的发生。

二、疾病:正气不平

既然人的生命全赖气在推动,一旦气出现异常,疾病往往会随之发生。以下我们通过两个例子,来看一看正气不平导致疾病的过程。

先看**出汗**。为了把整个出汗的过程讲明白,这里打个比方。一个古代的大城市,如果想要保持安定的社会局面,通常需要在城市四周修建又高又厚的城墙,以防御外敌。为了方便人员进出,又会在城墙四周修建城门,并派兵驻守。人体上,这个城墙就是皮肤,城门就是毛孔,驻守的士兵就是**卫气**,城里居住的百姓就是**营气/津液**等。当天下太平,百姓安居乐业,驻兵威武,城门会在遵照大家的生活习惯,有秩序地开启关闭。当人体内脏腑和谐,气机畅达,卫气会根据人体内外的状况,选择恰当的时机,把毛孔打开,令气可以进出。

当城里经济繁荣,百姓更迫切地要求从城门出入,城门打开的次数会变多,持续的时间会延长,让更多的百姓可以走出城门。当体内代谢旺盛(如剧烈运动后),过多的**热气**产生,毛孔在卫气的作用下打开,让热气伴随津液一起外泄。这就是正常的出汗过程。

当把守城门的士兵长期得不到足够的营养,体力不支,工作懈怠,对把守城门的任务心有余力不足,只要个别百姓提出出城要求,不加审核,随意打开城门,让百姓外出。当**卫气**不足,固守无力,体内稍有微热,津液即会外泄。这就是"**自汗**"的过程。

白天负责城防的士兵辛苦了一天,晚上城门关闭,士兵也要休息了。可城里偏有些人,一到晚上睡不着觉,喜欢到处游荡,走到哪里还不安静,一路吵吵闹闹。走到城门时发现,守城的士兵已经入睡,城门无人把守。于是动了歪脑筋,偷偷把城门开了一个缝。然后大吵着推开家家户户的房门,摇醒正在酣睡的百姓,谎称城里失火,让百姓抓紧出城逃命。半梦半醒间,百姓来不及分辨,蜂拥着赶出城门。直到士兵被喧嚣的声音吵醒,重新回到城门坚守,被唤醒的百姓才明白,根本没有失火,于是各自回家继续休息。白天卫气巡行于体表,晚间人入睡后也转入体内休息,体表无人固守。这时由于**阴气**不足无力涵养而生出的**热气**,鼓动体内的津液外泄。一旦人醒来,卫气再次回到体表,汗出随即停止。这就是"**盗汗**"的过程。

当城里经济繁荣,一时间人力不足,于是从城外调入大批劳动力,同时经常性打开城门,让城外游民有机会进入城市,以补充劳动力。不过,这种大量补充劳力的做法是有一定问题的。虽然都是人,但人员的素质并不一样。不经过系统的培训,和适当的筛选机制,很难让这些外来人员变成合格的劳动者。但城里进行培训和筛选的机构和人力同样是有限的。于是出现一种情况,有大量未经良好培训的人员,成日不务正业,在城里四处游荡,并扰乱了城里的正常工作生活秩序,成了害群之马。正常情况下,城市公安会把这些游民,通过特定途径驱逐出城。但如果游民太多,公安部门也已经不堪重负呢?游民四处为患,城门也只好更经常处于开放状态,任凭游民出入。

当天气炎热,或者体内有热,人不顾脾胃的承受力,肆意饮用茶、冷饮、啤酒等,远超脾气化水的能力。过剩的水无法被区分为精微与糟粕,而是混沌一片,体内于是**湿气**弥漫,仿佛雾气昭昭,或如乌云密布。肾气化水出于小便的能力,也无力应对如此庞大的湿气,形势于是难以扭转。体内过多的湿气,通过毛孔溢出,形成"**湿汗**"。

当城里经济萧条,能源、粮食不足,百姓开始过上节衣缩食的日子,民间积怨日深,不时会有人跳出来大喊,我们要粮食!我们要能源!当这种风气渐盛,一种躁动的情绪在百姓中蔓延,此起彼伏。鼓噪的百姓,在少数人煽风点火的撺掇下,涌向城门。守卫的士兵,完全无力招架这一阵汹涌而来的浪潮,只得打开城门放行。当体内**阴气**大虚(如女性更年期),用以濡养滋润的精微

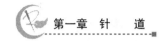

物质明显匮乏,体内会生出**燥热**。这种燥热很容易鼓动情绪,即所谓"生风"。风与火相互煽动,一阵阵鼓动津液外泄,出现的就是"**躁汗**"。

当城内发生重大危机,比如逼宫,整个城市安全面临不可预知、不可控制的巨大风险。此时,固守城门的士兵,被迅速征集,火速赶往行政中枢救驾。这时城门处于完全失控的状态,无人把守。一些不明所以的百姓,晃晃悠悠走出城去。当人体发生重大危机,比如大惊、剧痛,整个生命可能面临重大威胁。**卫气**连同其他气,被火速征调到核心内脏,以确保生命安全。这时处于体表的津液,因无人固守,发生流失,即"**冷汗**"。

可见,各种病汗的发生,是体内气的异常所致。不过,出汗本身,并不涉及有形实体的改变,说病在气似乎于理尚通。现在就来看一下,**肿瘤**的发生。肿瘤并非人身固有,那么从中医的角度,如何认识这个从无到有的新生事物呢?

首先,肿瘤并不是从外面入侵的有形邪气,如细菌、病毒,而是从体内自生出来的。问题就是:为什么体内会自己生出这样的有形实体呢?回答"为什么",先要了解"是什么"。这些实体,显然不是由心肺胃肠等已经成形的正常组织器官变化而来。中医理论中,有条件构成如此有形实体的,而且要在全身各处都能发生,能从无到有的变化,还要能不断累积成长,符合条件的大约只有两项:血和水。唯此二者,在体内循环往复,周行不休,无处不及。问题是:血与水,又是如何化生出有形肿瘤的呢?

血与水在体内的周行,始终离不开气的推动。一旦气出现问题,血与水的运行很容易受到影响。比如阳气不足,无力推动;寒气侵袭,气遭约束;湿气弥漫,不堪重负;瘀血停滞,情志不舒,推行受阻等。这些原因都可能导致一个共同的结果:血与水在身体的某个区域留滞不前。血与水的羁留,成为形最初的来源。随着血、水羁留日久,局部环境持续恶化,气越来越难以将这个已然成形的实体化解消融;新鲜的血、水循行至此,也难以顺利通过,有形实体开始逐渐成长壮大。现代中医理论借鉴了恶性肿瘤的概念,在病机解说上,强调"毒"的作用,也被广泛接受。

作为中医从业者,面对上述的解释,不是无法融通,只是画面太朦胧,看不清。想要把肿瘤看得清楚些,我们不妨借助一些西医知识,尝试把镜头拉近。

本质上,肿瘤是体内一些相对不成熟的细胞生长失控的结果。因为不成熟,所以发育快;因为失控,所以肆无忌惮。问题是,为什么这些个体会选择如此疯狂的生长方式？现代医学面对这种"为什么"的追问，往往是不做答复的。无疾这里，结合既有的西医知识，对肿瘤的发生，尝试给出自己的解释。

当一个国家处在太平盛世，行政部门廉洁奉公，百姓安居乐业，其乐融融。不过，即便是太平盛世，也难保没有人会忍饥挨饿。比如在灾难中失去父母的孤儿，因病致贫的农户，屡屡失败的创业者，为了身材拼命减肥的女生。不过，面对这许多饥肠辘辘，社会有运行良好的保障体系，医疗环境，帮助百姓度过暂时的难关。面对外来敌对势力的入侵，有军事国防来保障；对于群众中那些想入非非，作奸犯科者，有严厉的法律体系，公安部门，对其行为加以制约，防止进一步危害社会。

当人体处于健康状态，脏腑功能良好，**正气**充盛，动力十足。不过，健康状态并不表示永远没有伤害。比如，不小心手指被割破，鲜血喷流；家事不顺，大怒一场；饮食过度，积食难消；形寒饮冷，外感咳嗽。当身体某些脏腑组织遭遇灾难，人体有良好的支持修复系统，一方有难，八方来援。面对外邪，如风寒暑热等的入侵，有卫气奋起，保家卫国。体内如果滋生出一些奸佞小人，如阴寒气、燥热气、痰湿气等，人体的阳气、阴气、脾气、肝气等会动员起来，承担制约、教化的责任，努力改造那些误入歧途的人。

不过，所有的维稳体系都是有限的。一旦国家接连遭受一系列灾难，比如战争爆发、自然灾害、瘟疫流行。忍饥挨饿已不再是偶发事件，到处都需要粮食物资赈灾，行政中枢也同样囊中羞涩。饥寒交迫、流离失所的百姓，反正已经活不下去，不如铤而走险，占山落草或许还能有口饭吃。国家开始调集武警、军队四处剿匪，对某些规模较大的敌对势力发起进攻。同时，有些规模小的流寇，势单力薄，正规军暂时无力尽数荡平，也便苟且活了下来。

身体对伤害的承受力同样是有限的。假如一系列打击接踵来袭，先是大怒一场，之后拼命劳作，继而暴饮暴食，最后感受外邪。内外交攻，伤害是全方位的。人体已经不是在某一个方面受挫，而是要应对全面的危机爆发。身体的智慧选择，当然是首先确保最为核心的心、脑安全，继而征集所有可能的力量，有重点、有层次地开展系列营救行动。哪里是重灾区，哪里会得到优先的资源配备。比如热邪主力在肺脏盘踞，卫气作为国防部队，会义不容辞地冲上去。同时，脾气、肝气、肾气等会尽可能节约气的消耗，来支持卫气的军事行动。不过，这样的支持是有代价的。身体某些相对较弱的器官，比如女性卵巢,就有可能因为生活太过艰辛而出现饥荒。当灾难持续,饥荒蔓延,这里的部分组织就可能为生计所迫,谋求一小块营地,独立发展。这小块自留地上,有组织,有分工,有给养,有边界。俨然成了一个小小的独立部落。人体疲于应对更重要的灾祸,这种无关痛痒的小节,也就只好袖手了。这个相对独立的小部落,就是肿瘤的前身。

接下来的情形,大体分为三种:如果国家的根基尚稳,一场大的灾难平息之后,开始励精图治,积极建设,几年时间下来,粮储渐丰,经济日趋繁荣。当年剿匪遗留下的草寇,也开始意识到山贼这个职业已经不再那么有前途。再加上政府军的种种威逼利诱,最终选择被招安,重回到整个国家建设中来,仍然是安分守己的百姓。

如果身体在经受诸多打击之后,顽强地挺了过来。大难之后,痛定思痛,人开始有意识地改善生活习惯,让性情变得温和。一段时间下来,整个身体得到良好恢复,既往那些谋求独立发展的小部落,在一片大好形势的面前,也会主动或被动地放弃既往的"属地",重新回到整个人体的运行节奏中来。承担责任,享受权利。

不过,如果灾难过后,国家并没有凝成一股积极进取的精神绳索,而是贪腐的继续贪腐,怠工的继续怠工。只是适当做了些节制,并没有根本改善。这样的状态下,官僚系统可以维持大局不乱,百姓也可以勉强度日;富裕虽然遥不可及,但生计尚且不愁。此时,国家的策略主要是维稳,剿匪的行动当然也在开展,但力度有限,不求荡平,只想权宜。作为土匪,靠着小规模的打家劫舍,日子过得也算安逸。大家相安无事,井水不犯河水。

如果身体大病初愈后,没有意识和行动,让身体得到好好休息。生活仍然在按照既往的节奏,该熬夜继续熬,该加班继续加,该生气继续生。身体虽然摆脱了危难,但仍然过得艰辛。脏腑大多勉力支撑,无暇顾及那些已经形成的独立部落。部落成员也刚好在自己的"属地"上自娱自乐,再不时做点小规模的扩张,让自己活得更滋润些。不过,这些部落成员很精明,知道自己的一切营养供给,其实都是整个身体来提供的,大树底下好乘凉。一旦身体彻底崩溃,自己同样难逃灭亡的厄运。所以但求安身,无意破坏。随着这些部落的势力范围从小变大,原本正常发育的脏腑组织上,开始无中生有地出现了一些有形实体——肿瘤。身体对这些异类的出现,虽不情愿,也无可奈何。相持之下,二者实现了某种平衡,开始带病生存。

最糟糕的,是第三种结局。一波未平,一波又起。旧的一轮灾祸刚刚过去,国家刚刚站稳脚跟,新的一轮灾难接踵而至。百姓安居乐业的梦想被彻底击碎后,想要通过正常途径活下去,显然已经不可能,不如干脆反了吧!义军于是此起彼伏,整个国家陷入动乱。正规军斗志也在涣散,离心离德。与义军一交手,随即溃不成军,节节败退。相应的,起义军则是斗志昂扬,四处攻城略地,所向披靡。一个政权的命运,已经大体可知。

当身体刚刚从一系列的打击中,晃晃悠悠地站起身来。还没来得及喘口气,新的一轮灾难再次降临,比如严重外感,情感重创,极度劳累。身体承受力的底线被踏在脚下,全身各脏腑组织都处在水深火热中。那些平日里勤勤恳恳,甘愿为了心脑等核心脏器,牺牲各自利益的组织器官,长期以来都处于赤贫状态。现在中枢又发来指令,要求大家继续团结起来,把手里的余粮尽数上缴,来支持中枢运转。此时听来,心态会发生一些变化。大家都是人,都要活命。虽然中枢的位置确实重要,但也不能死到临头,还要求我们义无反顾吧?于是人群中便有义士,一声呐喊,揭竿而起。由于整个身体的状态已经摇摇欲坠,面对造反的行为,虽有意镇压,无奈兵力有限,只能眼睁睁看着义军的势力越来越大。更何况有些义军在起义之初,一声不吭,藏得很深,政府军很难发现。一旦时机成熟,呈现在面前的,已经是一个恶性肿瘤了。

所谓恶性,是相对第二种情形下出现的良性肿瘤而言的。那种情况下,身体尚且有能力支持大局。作为独立而治的"国中国"形态,身体无力消灭,但足以控制局面,不使恶化。作为部落成员,相对还是些老成持重者为主。既没有意愿,也没有能力,去造反。现在的情形已然不同,身体失控,大局不稳。起来造反的主体,也不是中老年人,而是朝气蓬勃的一干年轻人。做起事来风风火火,造起反来也势不可挡。义军既然以新锐力量为主,自然会挑选出最具攻击性的干将,四面出击,扩张领土。一旦攻陷某座城池,便开始疯狂掠夺所在地的营养物资。同时,派遣小分队从水路(淋巴、血液)寻求更大范围的发展。一句话,良性肿瘤出现时,仍然在谋求苟且偷生;而恶性肿瘤发生时,已经是完全不计后果,活一天算一天了。

以上粗略地勾勒了肿瘤发生的前前后后,很多细节来不及详细描述。不过,从这些情景中已经不难发现,所谓**有形的肿瘤,根源仍然在气**。卫气给养

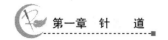

不足、疲惫不堪无力驱邪,肺气被痰热阻闭升降失司,肝气为情所困难以舒展,脾气因寒湿盘踞运化不利,心气被虚火撩拨躁扰不宁,精气徒损不益日渐匮乏,营气卫气化生乏源,阳气无力振奋,阴气难得滋养。正是人体内这些正气的虚实不平,长期持续,才将一些原本安分守己的百姓,逼上梁山。甚至宁可鱼死网破,也要把皇帝拖下马来。

三、医生:无为而治

从上面对疾病的认识,可以看出中西医在理层面的认识分歧。**西医认为,疾病的根本在形,在实体;中医的观点则是在气,在过程。**这两种截然不同的理论认识,也直接反映在治疗的理念和方法上。《零起点学中医》(以下简称《学中医》)曾对西医、中医和针灸三者的治疗理念,分别以霸道、王道、帝道加以概括。这里对针灸所谓的"帝道",进一步做些说明。

如前所述,气是疾病(无论有形无形)发生的关键所在。在三种不同的医疗模式下,对气的应对方式迥然有别。西医理论中,气的概念基本不存在。医生考虑的头等要事,是形的变化。多余的形出现,如肿瘤、病菌,最好直接去掉;形有不足,如贫血、脱水,最好能马上补足。某些时候确实有力挽狂澜的卓效,但思路上仍不免简单粗暴,称霸道比较贴切。

中医理论对气层面的问题把握精当,治疗思路在于凭外界自然之物,对人体之气的异常给予纠偏性的调和。操作层面,往往逆其性而为之,以为长治久安。寒者热之,热则寒之,虚者实之,实则虚之。这些中医治疗的重要法则,属于典型的有为法。所谓有为,往往可以直接解释为:我认为,我想要。这个我,是站在患者、病情对面的医生的角度。**因为有我,手段温和,故称王道。**

针灸治疗的思路,与两者均有别。针刺可以治疗有形实体的异常(比如腱鞘囊肿),但治疗对象并不是有形实体本身,而是前文所述的"气"。基本思路,是通过对囊肿周边无形的气的激发,将局部淤滞的津液、血气通散,令气行则血行、水行。打个比方,某洼地下雨积水,西医的策略是派一辆抽水车过去,直接将有形的积水抽走。针灸的思路则是,召唤洼地周边的城管和民众,群策群力,疏通下水管道,让积水顺利排出。毕竟家门口有个水坑,大家出行都不方便,所以积极性其实很高的。针灸顺其心意,促其向好而不露痕迹,是为帝道。

对无形的气的调治,针灸思路同样与中药有别。举例来看,中药疗法治寒以热,治温以凉,旨在纠偏。在针灸疗法中,治疗方法则是"热则疾之,寒则留之",如《灵枢·九针十二原》所云:"刺诸热者,如以手探汤;刺寒清者,如人不欲行"。细细品味,这里并不存在"纠偏"之义。所谓疾与留,主要反映留针时间的长短。推究其理,寒性收敛凝滞,气行缓慢,非久留针其气难行;热性躁扰鼓动,气行迅捷,即调即行,久则耗气。换从体验的角度来认识:譬如某人内心一片冰冷,想要的不会是短暂的热情,而是恒久的暖意;如果心中充满怒火,想要的通常不是持久的冷静,而是瞬间畅快的爆发。

再看补虚泻实。从形式上看,中药疗法与针灸疗法对虚实的治疗原则是一致的。不过,具体到治疗方法,会发现两者思路仍然明显不同。中药补虚,如人参、黄芪、阿胶、熟地,基本思路是用自然界中对人体有补益作用的药物,来弥补人体某种气的不足。中药泻实,以大黄、黄连、银花、胆草,则是用清泻作用的药物去削弱火热等邪气的亢盛。究其本质,仍在纠偏。而针灸所谓的补法,并非真正补进去某种有形之物,而是指和缓轻柔的手法。同理,泻法是较为刚猛有力的手法。再次体验:一个人身体羸弱,有气无力,需要的一定是轻声细语,关怀备至;相反的,一个盛怒之下火冒三丈的人,需要的往往是一次痛快的宣泄。可见,**针灸治疗的基本思路,并非逆其性而治其病,而是顺其性以调其气**。如此因势利导,大化无形,堪称帝道。

如果更进一步,再观察一下整个针灸的治疗过程,不断根据脉象中反映的人体气机状态,调整针刺的部位与方法,即所谓"随变而调气",更是一个全然无我,随机应变的状态。宛如两位朋友促膝交谈,倾诉者倒尽胸中块垒,倾听者微笑面对,适时应和。是以**倾听脉语,凭针达意**。最终患者的病向愈,是患者自身的气修复的结果;患者周身的气得平,是因为患者的气原本就有平复的意愿。本质上说,作为**针灸医生,并不必要求身体做这做那,需要的只是安心下来,倾听,陪伴**。

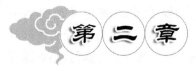

针 理

前面介绍了针灸何以能治病的来龙去脉,提示了中医针灸学的基本观念:以气为核心的人体与疾病观。这里开始对针灸的基本原理做些解释。

一、经脉原理

《学中医》一书中,对经脉原理的部分内容已经做过比较详细的讲解。相关内容,这里尽量不再赘述,有兴趣的朋友可以先行参阅。这里先谈一个问题:中医学所讲的经脉,与针灸学中强调的经脉,是有一定区别的。

中医理论中,经脉是运行气血的主干道。不难理解,气血从脏腑到四肢百骸,总需要经过一条"有形"的通路来实现。不过,在临床应用层面,经脉对中医学的贡献相对有限。《伤寒》六经,虽以经脉为名,但毕竟不需要以经脉为直接诊察对象,也无法在经脉上直接施治,与针灸学上可以目察、指切,针刺、施灸的经脉仍然有别。也就是说,中医理论中的经脉,更多体现的是其理论解释价值。针灸学中,情况则大不相同。

针灸作为一种外治方法,首先要面对的问题,是如何选择治疗部位。要恰当地选择部位,一定离不开对人体各部治疗作用规律的把握。经脉理论,就是古人对这一规律的形象表达。可以说,**经脉以划线的形式,将人体具有相关治疗作用的部位连在一起**。所以,经脉理论对针灸疗法,具有极重要的临床指导价值。更进一步,对针灸学来说,经脉从一个独特的角度,揭示了人体不同部位间存在的联系。新中国成立以来,在这些联系的指引下,科研人员通过大量实证研究,对其中的部分规律作了证明。有兴趣的朋友,可以阅读朱兵老师《系统针灸学》。篇幅所限,关于经络概念的详细解释,可以参考第十二章《经络是什么》。这里主要把经脉理论所揭示的人体规律,择其要点加以说明。

经脉原理一：阴阳内外

经脉有两类：阴经和阳经。从位置上看，所有的阴经，都在肢体内侧；阳经则在外侧。站在阴阳的角度上，体表（尤其是四肢的体表）可以做出如此内外阴阳的划分，整个身体呢？一样的，内脏与外形相对，则内脏属阴，外形属阳；内脏中，肺心脾肝肾等脏与胃肠胆等腑相比，则脏在内属阴，腑在外属阳。如此，将经脉按阴阳属性与身体各部相关联，大体得出的结果是：阴经与内在的五脏相应，阳经与外在的腑、形体、官窍等相合。具体如下表所示。

经脉脏腑身形关联表

内		外	
阴经	五脏	阳经	腑/形/窍
手太阴经	肺	手阳明经	齿
手厥阴经	心（包）	手少阳经	耳
手少阴经	心	手太阳经	肩
足太阴经	脾	足阳明经	胃
足厥阴经	肝	足少阳经	胆
足少阴经	肾	足太阳经	脊

对经脉理论稍有了解的朋友，见到此表或有疑问：阳经不是都和六腑相配吗？怎么这里看不见大肠、小肠、膀胱、三焦的身影呢？这个问题说来话长，在《选经》《选穴》二章中会详细讨论。无疾这里先明确自己的观点：**如果不能为临床负责，看上去再美的理论，也只是空中楼阁**。或有朋友进一步问，既然与传统认识不完全一致，这张关联表的依据又是什么呢？

可以负责任地说，上表所列的每一个关联部位，都出自《内经》，以《灵枢·经脉》为主要依据。六阴经及足阳明、足少阳与传统观念无异，自不必说，重点看手三阳及足太阳经。对照《经脉》篇原文不难发现，此四经的循行，在齿、耳、肩、脊部位，均呈现"环绕"特征。其中，手阳明经"入下齿中，还出挟口，交人中"而环齿；手少阳经"侠耳后直上，出耳上角……从耳后入耳中，出走耳前"而环耳；手太阳经"出肩解，绕肩胛，交肩上"而环肩；足太阳经3次"挟脊"而环脊。这种特殊的经脉循行现象，无异于对这些部位的强调。相较大肠、三焦、小肠、膀胱，齿、耳、肩、脊能更真实地反映上述四阳经在针灸临床上的主治

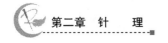

特征。

经脉原理二:手足上下

仔细观察上表,可以发现这样的规律:在上的胸腔脏器心和肺,与在上的手经相关联;在下的腹腔脏器肝、脾、肾、胃、胆,与在下的足经相关联。不仅如此,进一步考察六阴经,会发现具体脏器的位置,与经脉所处位置之间,同样存在一一对应的关系。假设用一把刀,从上到下把整个躯干内脏切开,刀下落过程中,依次经过的内脏将分别是:肺、心包、心;脾/肝、肾。而手三阴经从前到后的顺序依次为:手太阴、手厥阴、手少阴,与各自相关联的胸腔脏器肺、心包、心一一对应。足三阴经从前到后的顺序,足太阴、足厥阴、足少阴,同样与各自相关联的脏器脾、肝、肾对应。

更有意思的是,腹腔脏器中,脾脏与肝脏的位置大体相当,很难绝对说在上在下。而相应的足太阴经与足厥阴经,在内踝上八寸处有一个交叉。以上的部分,太阴在前,厥阴在后;以下的部分,则是厥阴在前,太阴在后。这种交叉现象,是一种巧合,还是真实临床规律的表现?无疾更倾向于后者。

经脉原理三:同名相应

三阴三阳分别与手足相合,形成了十二经脉的名称。以上讲了经脉理论中阴阳和手足部分的规律,那么同为太阴经或少阳经,这种同名经之间是否也有怎样的规律呢?

先来看三阳经。从位置上看,阳明经,无论手足,都分布在人体的正前方,包括:面部(口齿、鼻)、颈部前方,以及自然站立时四肢的正前方。类似的,少阳经都分布在人体两侧,包括:颞部(耳)、颈部两侧,以及四肢两侧;太阳经都分布在人体正后方,包括:后头部、项部、四肢正后方,以及官窍中位置最接近正后方的眼睛。此外,足三阳经在躯干部的分布,也有相同的规律:足阳明经过躯干正前方的胸部、腹部,足少阳经过躯干两侧的胁肋部,足太阳经过正后方的腰背部。

再看三阴经。首先,手足三阴的同名经之间,也有相同的分布规律,即太阴在前,厥阴在中,少阴在后。这一点与三阳经大体相同。不同的是,同名阳经之间都有共同的指向,即头颈的前、侧、后部;但同名三阴经之间,这种共同指向的特征不够明确。六阴经都有明确的五脏配属关系,如上表所示。那么,与同名阴经相应的两脏,即与太阴相合的肺、脾,与厥阴相合的心(包)、肝,以及与少阴相合的心、肾,有哪些特定联系吗?从中医藏象理论看来,任何一脏与其他四脏之间,都有联系。不过,就无疾目前有限的针灸临床经验来看,同名阴经之间因经脉而出现的特定联系,并不明显。也就是说,**对针灸临床而言,同名经之间的相应关系,主要表现在六阳经上**。必须补充的是,同名阴经在彼此关联上不够紧密,并不影响相互间配合应用,在《配穴》章中,会详讲同名经配穴的方法。

经脉原理四:表里相合

基于经脉分布的位置特点,阴经与阳经之间存在一一对应的关系,即太阴-阳明,厥阴-少阳,少阴-太阳。这种表里经之间的联系,在针灸理论中备受尊崇。不过,仍是就无疾个人有限的针灸临床经验看,**足六经中体现的表里关系,较手经更为紧密**。

具体来看,足阳明与足太阴经皆治脾胃病,足少阳与足厥阴经均治肝(情志)病,足太阳与足少阴都治肾病。需要指出的是,这里所讲的脾、肝、肾,都是中医藏象理论中所讲的脾肝肾,而非指西医内脏实体而言。不得不承认,这里在逻辑上存在一个问题:在讲经脉与内脏关联时,采用实体内脏的位置;而这里讲经脉的临床应用,采用的又是中医虚化的藏象理论。无疾暂时无法对这个矛盾给出满意的解释,能看见的方向是,需要对中医藏象理论进一步研究,让面纱后的朦胧相貌看得更清楚些。

最后,对经脉理论中容易引起误解的几个问题,做些说明。

以经脉线形式连接的人体各部位,在发挥治疗作用时,通常并不是双向的。举例来说,腿上的足三里常被用来治疗胃痛,但腹部穴一般很少用治腿疼。经脉的这个特点,在《内经》中是用"根结"来做比喻的。四肢末端宛如树根,头面躯干仿佛果实。通过调树根来影响果实,是可行的;反过来就需要掂量一下了。也就是说,**针灸学范围内,十二经脉的指向大都是向心性的**。

一般认为,经脉最突出的特征,是表达了四肢与脏腑之间的联系。也就是说,通过调四肢,可以治疗脏腑疾病。不过,通行的十二经理论所表达的四肢经脉与脏腑的特定联系,部分内容是需要存疑的。问题主要在上文提到的手三阳经、足太阳经与大小肠、三焦、膀胱的联系。十二经脉理论的奠基性著述《灵枢·经脉》篇中,对这4条经脉主治病症的描述,绝不涉及以上4腑。如果把目光放得更开阔些,可以关注一下1973年在湖南长沙马王堆出土的《阴阳

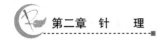

十一脉灸经》,这部经书被认为是《经脉》篇的祖本之一。该经书中称手阳明经为"齿脉",称手少阳经为"耳脉",称手太阳经为"肩脉"。对照 3 条经脉的主治病症,不难发现,这种命名方式更直观地反映了经脉的临床特征。既然有 1/3 的经脉-脏腑关联有待商榷,那么用"**表达远隔部位之间的联系**"来描述经脉特征,应该更准确些。

　　第三个问题,四肢部的经脉与躯干部的经脉,对针灸诊疗的价值有别。今天提起经络,在头脑中出现的往往是一张图或一个模型,上面密密麻麻划着线,线上又密密麻麻画着点,即所谓的经络穴位。实际上,这样的图或模型,是宋以后才出现的。也正是这些直观教具的出现,为针灸理论与临床的脱节,埋下了伏笔。一眼看上去,这些穴被一条线准确的连在一起,我们容易想当然的认为,这些穴之间一定存在某些共性。而实际上,四肢部的经脉,如前所述,表达了远隔部位之间的联系;但躯干部的经脉,这种特征并不明显。也就是说,**躯干部的腧穴,主要用来治疗局部病症**。举例来看,同属足阳明经,三里、巨虚除治疗小腿局部病症外,还常用来治疗远在腹中的胃肠疾患;而腹部的梁门、天枢则主要用治局部胃肠病,胸部的气户、膺窗主要用于局部的胸肺病症,面部的颊车、地仓除局部应用外,也几乎不会用于其他疾病的治疗。《针灸学》对经脉的强调,往往集中在四肢部,尤其是肘膝关节以下,原因即在于此。

　　最后一个问题,经脉循行线与腧穴体表连线,并非一物。大众印象中,甚至在部分中医从业者的认识里,上面提到的,由一个个点串成的腧穴连线,往往被认为就是经脉在体表的循行路线。实际上,二者并不一致。且不论经脉"伏行分肉之间,深而不见"的总体循行特征,单就贴近体表部位的分布,也多有与腧穴连线相冲突处。比如足阳明经按《经脉》篇,其"入中指内间……入中指外间……入大指间",而腧穴连线则止于足第二趾厉兑。足少阴经按《经脉》篇"起于小指之下",而腧穴连线则起于足心涌泉;躯干部,按《经脉》篇"贯脊"行于背部,按腧穴连线则完全分布于胸腹部。此类例证甚多,不再一一列举。这种混淆,容易让人对经脉产生误解,认为经脉就是在体表由穴点连接而成的一条确切的线。实际上,按《经脉》篇对经脉循行的描述,很多情况下,**经脉所勾勒的,只是一个模糊的、大体的区域范围**。而这种模糊而非清晰的状态,或许正是经脉的本来面貌,也是中医针灸得以绵延千载的生命力所在。

二、分形原理

针灸治疗的第一步是选择治疗点。在一个面上,无论是平面还是曲面,确定一个点需要两个坐标,一横一纵。**如果纵向坐标是经脉,横向的坐标是什么呢**?熟悉中医理论的朋友或许会想是络脉。不错,《内经》中确有纵者为经,横者为络的思想。不过,从事针灸临床工作的朋友多有这种体会:络脉对针灸临床的指导价值,远不如经脉,更无法提升到用来确定治疗点"横坐标"的高度。为了不与惯用的经络概念相混,无疾这里强调"经纬",作为确定针灸治疗点的标志。

在地球仪上,某一条连接南北两极的经线,和与经线垂直的一条纬线交叉,就可以确定一个点的位置。有意思的是,在地球仪上,同经纬的点,除赤道外,都有两个。一个在南半球,一个在北半球。不过,反观人体会发现,人体比地球仪要复杂得多。更像一棵树,有干(躯干)有枝(肢体)。如此树形结构中,地球仪式的纬线系统已经不太适用。要认识这种纬线,我们需要引入"分形"理论。

分形的发现,可以追溯到 1967 年《科学》杂志上一篇论文,《英国的海岸线有多长》。作为现代数学领域的重要发现,分形理论已经广泛应用于社会学、管理学等众多学科。有兴趣深入了解的朋友,不妨自行参阅相关书籍。这里想说的,只是分形理论中的一点:自相似原则。所谓**自相似,即物体的局部与整体在外形上相似**,菜花就是典型的自相似物。自相似是自然物的重要特征,一些貌似完全不规则的事物,比如海岸线、山脉、云,都符合分形理论的自相似原则。对人体而言,自相似同样无处不在,如现代医学发现脑的表面、小肠、血管、支气管等结构都有自相似性。那么,换从中医针灸的角度,又会发现怎样的"自相似"呢?

从整体外形看,人体包括头部、躯干和四肢。如果只看手腕以下的部分,包括手掌和五根手指,则局部外形与整体一致。再仔细观察,躯干背部有脊柱支撑,手背浅层也都是掌骨;躯干前方主要是柔软的腹部,手心处则是柔软的手掌。四肢各有三个大关节:肩肘腕、髋膝踝,四根手指也各有三个关节。

如果站在这种分形的基础上,手与整个人体之间就可以大体形成一一对应的关系:手掌对应躯干,拇指对应头部,食指、中指对应上肢,无名指、小指对应下肢。这种对应关系,对认识针灸腧穴理论非常重要。比如手心劳宫穴是急救醒神的大穴,如何认识? 单从经脉角度,劳宫穴处手厥阴经,与心脏相关。但手厥阴经腧穴众多,为何独以此穴堪重任? 从分形角度,会发现劳宫穴在手掌部所处的纬度,与心脏在躯干部所处的纬度基本一致。这样无论从经的角度,还是纬的角度,劳宫穴都与心脏直接对应,其效力或即与他穴有别。

以上所举仅为一例,或者说只是分形的一种方法。假如把分形的范围再向外扩大一圈,以肘关节为起点来观察,又会有怎样的发现呢?

小臂后缘有尺骨贯穿上下,与背部脊柱相近;小臂前缘的桡骨在上部可及,下部则被丰厚的肌肉覆盖,与胸廓骨架在外,腹部柔软的外形相近。此时手指的位置不再突出,不妨做握拳状观察。腕部狭窄,拳部则膨大的呈半球形,与颈项部狭窄,头部膨大的外形相似。如此则肘关节附近肌肉丰厚处对应腰腹部,手腕处对应颈项部,手对应头部。与上述以单手对应整个人体不同的是,此时须将两拳拳心相对贴紧,同时将小臂贴紧,对应的才是整个人体的头和躯干,第70页图片可参。

这个分形结构对认识腧穴的位置与主治帮助很大,这里不妨先举几个例子。当双手握拳相对,虎口所在的纬度区,与面部在整体所处的纬度区一致。合谷穴在虎口正中,其所属经脉为手阳明,又刚好经过面部,如此横竖都和面部相应,无怪乎"面口合谷收"。又如列缺穴在手腕前方,从纬度上与咽喉部相近;从经脉角度,属于手太阴经,与肺脏相合,也和咽喉部联系密切。所以临床遇到咽喉干痒痛引起的咳嗽,针列缺常获佳效。再如内关穴,在手腕内侧两筋之间,从纬度上看,与心脏的位置大体相应;从经脉属手厥阴,同样与心脏关联紧密,这为内关治疗心胸疾患提供了一个认识角度。

无疾读大学时,对腧穴理论的认识简直如一头雾水。因为太多内容,都被划归"经验"范畴,想尝试去探索腧穴规律的努力,基本是徒劳的。其中有一个穴,至今记忆犹新——尺泽。本是手太阴经的穴,治疗肺病理所当然,但老师讲解时提到一个特殊的应用:三棱针放血治疗急性腹泻。无疾当初对此完全无法理解,请教老师,也只讲是"经验"。又有从"肺与大肠相表里"解释的,但手太阴经十余穴,为何他穴,包括胸部穴均无此效? 直到"纬"的认识逐渐形成,这个谜团才彻底解开。从上述分形结构中,尺泽穴正对应腹部。

学习腧穴的另一大困惑在于,针灸学中强调经脉的作用,所谓"经脉所过,主治所及"。但同一条经脉上少则数个,多则数十个穴,如何区别各穴的主治特点?仍以手太阴经为例。如上列缺、尺泽,二穴均处手太阴经,理论上都可以治疗咳嗽,那么遇到咳嗽,究竟该选列缺还是尺泽呢?难不成每遇到一个患者,都需要逐穴尝试?加入"纬"的概念,这个问题就有了答案。从纬度考虑,列缺对应的是咽喉部,而尺泽对应的是腹部。也就是说,如果咳嗽的出现,是从咽喉痒痛等症状引发,首选列缺;如果咳嗽兼见腹部症状如腹胀腹泻便秘等,则首选尺泽。以此为例,则针灸选穴可以有基本的法则来遵循。

需要注意的是,与"经"恒常不变的特点不同,"纬"是灵活多变的。比如上面提到的劳宫穴,在从手腕开始的分形结构中,对应的是心脏;如果在肘开始的分形结构中,对应的则是脑(实际上,这一点非常有助于理解劳宫穴何以成为急救醒神的大穴)。也就是说,**同一个部位,在不同的分形结构中,对应的内容可以是不同的**。即使是相同的分形结构,如手,同一部位对应的内容也可以有区别。上面提到以拇指应头四指应肢,如果换一种方式,以中指应头,食指与无名指应上肢,拇指与小指应下肢,以掌根应小腹,也未尝不可。

如此灵活多变,对针灸临床来说,有利有弊。利在于,临床病症变幻无常,没有灵活机动的选穴思路与方法,很难应对自如。弊在于,太过灵活,缺少定法,不但初学者学习困难,医生的经验总结和交流也会遇到障碍。利弊相权,如何应对?对于初学者,无疾的建议是,首先掌握一两种常用分形模式作基础。

或有朋友说,何必讲什么分形?中国自古就有天地大太极,人体小太极的思想。中医理论的整体观,讲的也是同样的道理。不错的,无疾这里用分形理论想要表达的内涵,本质上与大小太极之说无异。不同的是,太极说讲的更概括,更趋近于道层面的解释。而针灸作为一门技术,必须落实到法与术的层面,才可以操作。分形理论,从形入手,有理可循,有象可考,大则放之于周身,小则收之于肢节,可按察可操作,是将道演化为法与术的可靠途径。

又或有人说,全息理论不是已经很好地解释了这个现象吗?又可以很好地指导针灸选穴,在针灸界内也形成了一定共识,何必再立新说?按照全息说的观点,人体每一段独立肢节,都包含了整个人体的全部信息。同样站在道层面理解的话,全息与太极、分形的精神均一致。但落实到操作层面,还是会发现一些问题。全息说的提出者张颖清先生,经常举一个例子来说明全息的普

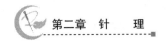

适性，即第二掌骨上不同部位，与周身结构间存在一一对应关系。问题是，为什么是第二掌骨，而不是第三第四？站在临床应用的角度，不同掌骨能取得同样的治疗效应吗？面对近乎无数种可能性，作为针灸施行者，该如何选择？结果是，注重全息者往往把自己的注意力集中到某一个较小的区域，比如耳朵，略有见树木不见森林之嫌。

相比之下，分形有小大，大者如肘以下，小者如腕以下；与经脉理论结合，一经一纬，令临床确定治疗部位有章法可循，对传统经脉腧穴理论的兼容性也更好。不过，在某些特定领域，如耳针，全息说仍有自己独特的优势，为分形理论所不及。

深入对比两种学说会发现，全息说讲的是一种无差别的部分-整体对应关系，分形说则有大小次第可循。以上肢为例，分形结构可大体包括四级：一级结构，即肩关节以下，以手应头，以小臂应胸，大臂应腹；二级结构，取肘关节以下，以手应头，以小臂应胸腹；三级结构，在腕关节以下，以手指应头及四肢，以手掌应躯干；四级结构，以中指为例，则第三指节应头，第二指节应胸，第一指节应腹；四级结构，在拇指则以第二指节应头，第一指节应胸腹。全息说强调的是每一段肢节均与整体相应，也就是说，第二掌骨对应头胸腹，无名指第一指节对应头胸腹，小臂、大臂同样分别都对应整个人体。站在针灸临床的角度，从确定治疗部位对经纬的需求出发，有次第的分形理论，较之泛化的全息说，往往有更明确且实用的指导价值。

三、应象原理

经脉原理讲的都是常法、定式，分形原理说的是变法、活法。但两者讲的都是在相对静止的状态下，人体不同部位之间呈现出的相对特异的关联。对针灸学来说，二者主要价值在于帮助选择治疗部位，即选穴。不过，穴虽然已经入选，但最后是否会在此穴施治尚未可知；如果会，最后要落实到哪个点来针刺同样难以预测。这就涉及针灸治疗的另一个关键步骤：**取穴**。

有必要先谈一下无疾对穴的认识。翻看任何一本针灸书，里面都会详细描述一个个穴的名称、位置、功效主治，古今皆然，现代针灸书往往还会增加解剖的部分。腧穴图和针灸模型，可以把这些穴更直观地表现出来，似乎这些穴和骨头、肌肉、血管一样，都有各自确定的实体结构。每个人虽然高矮胖瘦有别,但穴所在的相对位置始终固定不变。足三里永远在膝眼下三寸,胫骨前缘外一横指处;外关穴永远在腕横纹上两寸,两骨中间处。

不好用是非对错妄加评论。只是针灸临床中常会遇到一种现象:在标准化的足三里穴处,没有发现异常的反应;而在足三里穴下方半寸到一寸处,可触及明显硬结。在标准化的外关穴处没有异常,但在外关穴上一寸(相当于支沟穴处)有明显结节,但支沟穴并不在选穴方案中。问题来了:穴真的就是图上标记的固定不变的那个点吗?

实际上,站在针灸临床,而非研究考据或理论阐发的角度,穴的价值主要体现在定位上。一句话,**穴的存在是为了记录和描述起来更方便**。正如人有名字,我们才不至于每次都用"那个谁"来称呼。相信看到这样的观点,不少业内同道会大声斥责:粗陋,狂妄。无疾这里想表达的意思其实只是一点:太多关于腧穴深意的阐发,已经让针灸理论不堪重负。而不基于实践的理论阐发,只会把理论与实践之间的裂缝,演绎成鸿沟。

一旦穴从玄之又玄的理论中解脱出来,回归到穴固有的基本功能——标示位置,穴似乎就可以这样来认识:当人体内外发生疾病时,出现异常反应的体表部位即是穴;用针灸方法对该部位进行刺激,可以帮助人体恢复健康状态。也就是说,站在针灸临床的角度,**没有疾病,就没有穴;没有异常反应,就没有穴;没有针灸等方法的治疗,就无所谓穴**。问题是:穴反映的,常常不仅是穴所在局部的病症,而是远端尤其是内脏的病症,比如足三里穴反映胃肠病,太冲穴反映肝(情志)病;穴治疗的,尤其是针灸学所强调的,也往往是远离局部的内脏或头面官窍的病症。那么,这种反应和治疗效果,是如何实现的呢?不妨先回顾一个生活中的现象:感应。

感应,因感而应,是生活中普遍存在的现象。两个固有频率相近的音叉,弹响其中一个,则另一个也会同时发出声音。一本悲情小说,作者在文字中留下了一抹浓浓的忧伤,读者用心阅读时,也会真切感受到那种触动。共振也好,共鸣也罢,这种感应的发生,都需要两个基本条件:**一是两者固有频率相近,二是要动**。频率完全不一致的音叉,无论如何难见共振;不去敲动其中之一,共振也永远不会发生。作者悲情,读者冷血,任你凄美深情,我心不为所动;作者多愁善感,但不用文字撩动心弦,则忧伤不生,无以感人。

回到人体。无论经度一致,还是纬度相同,人体的两个不同部位之间,都存在"固有频率"相似的现象；如果经纬度都一致，两部位间的"固有频率"相似度，就更高了。人体内出现的"动"，首先体现在"气"的异常流动。通常情况下，气以流动的形式呈现，因流动而被感知（《内经》中称体表脉动处为"气口"，或即出于这种考虑）。正常情况下，气在体内的流动是顺畅的，而特殊状态下，比如喝冷饮、生气、劳累、发热等，气的流动就会在某个区域甲变得异常，或收紧，或郁闭，或虚弱，或亢盛。这些气的异常状态，仿佛被弹拨的音叉，会影响到人体其他经纬度与甲相同的部位乙，出现类似的气运行异常。对针灸临床来说，部位甲经常是深藏在人体内的脏器，乙则位于四肢体表可及处。发生异常时，内脏的情况一般无法直接探察，更难以直接施治。而在四肢体表处，通过按压诊察，就可以比较清楚地发现异常部位，且便于针灸治疗。

当这种异常现象不断累积，气的失常会影响到有形的血和津液的运行，从而出现一些结构改变。同时，在人体其他同经纬度的部位，也会慢慢积累出现某些异常结构形态，如结节、条索、僵硬等。对这些异常结构，不同的针灸论著中常被表达为"反应点"、"反应区"、"压痛点"等，较为混乱。因为这些结构以结节为主要形态，结合发生原理，无疾这里把**人体体表可及的异常结构，统称"应结"**。包括指下可及的结节、条索、肌肉僵硬，目视可及的瘀络、色泽改变，以及泛而言之，压痛处。应结的出现，往往表示在与此相关的某些部位发生病变。对此部位的针灸治疗，又可以通过"感应"原理，反过来对其他部位发挥治疗作用。可见，感应是针灸发挥诊疗作用的重要途径。

读到此处，或有朋友表示疑问：感应现象好像不难理解，有必要这样翻来覆去地讲吗？这里之所以花费厚重笔墨，详解感应，是因为这里涉及整个针灸学中最玄的部分，最难被理解，也最容易被误解。比如：感应是巫术，不科学，不可靠。篇幅内容所限，这里不便对此类问题详加辨析。只是大体阐述观点如下：

针灸学中涉及的**感应现象，即脏腑官窍等发生病变时，在体表特定部位可及应结；在应结处施以针灸等刺激方法，可以对相关病症起到治疗作用**。这一现象，是针灸临床普遍存在的客观事实。对此事实，虽有部分临床研究，但深度广度还远远不够。作为针灸从业者，无疾殷切期待在此领域开展大规模实证临床研究，并对此现象给出科学解释。

对感应现象的体察，离不开人的感觉，尤其是触觉。在视觉霸权主义盛行的今天，一切标准以眼见为实，以量化为上，触觉成为被边缘化的感觉类型。而应结的大小、形态、质地等，都需要通过指下触觉来感知，尤其是质地，很难量化。不从临床实际出发，唯眼见是真，对针灸这种严重依赖触觉的诊疗方法，很难作出客观评价。

感应现象本身存在不确定性。同样是胃痛，其应结或在足三里，或在公孙，或在合谷，或在背部筋缩，亦或其他部位。至于眼前这位患者，究竟会在何处见应结，除非亲自按循，很难准确预测。不过，这种不确定，更多是在有限范围内的不确定，仍然有明确的规律可以遵循，有触之可及的应结可以把握。

最后谈一下取穴时的离穴与离经。学针灸时常会听到一句话："宁失其穴，勿失其经"；或简化为"离穴不离经"。通常的解释是：在需要治疗的经脉上施治，即便取穴不太准，也可以取得一定的效果。对此，无疾的观点是，离穴不离经，本质上是针灸理论与临床相脱节的一种表现。那么离穴究竟是个怎样的现象呢？要"离穴"，首先要选穴。其次，穴还要有个"标准"位置，才能谈得上"离"。要在针合谷时"离穴"，先要选择合谷穴作为治疗部位。按国标标准，合谷穴"在手背，第1、2掌骨间，当第2掌骨桡侧的中点处"。但凡取的不在这个点上，理论上都可以称为"离穴"。那么，为什么会离穴呢？

原因不外两种：一是取不准，二是不想取准。取不准的现象，应该说并不多见，至少可以避免。一个针灸医生，临床常用的穴不过几十个，日日月月年年用，掌握穴的位置其实难度并不大。相比之下，不想取准的机会或许更多些。为什么不想呢？合谷穴的标准位置在中点处，取穴时偏上或下，通常都因为在相应位置出现了上文提到的"应结"。这种情况下，离穴并非一种无奈，而是从临床出发的一种需要。但是，在传统针灸理论中，这种临床现象，无法在理论上得到支持。理论更无法解释的是，不仅要离穴，有时还要离经。强调道统的社会中，"离经"就意味着叛道，罪过太大了。古人无法越此雷池，能做的只是把临床现象隐晦地表达在"离穴"的说法上，至于离经，绝对不敢。

时至今日，思想解放，科学昌明。加在古人观念上的禁锢，已经完全失去了存在的必要。针灸取穴时，离穴或离经都已经不必再承受思想上的负担，需要的，只是练就一双灵巧的手，保持一颗敏锐的心，去发现指下的"应结"。

四、调气原理

第一章已经讲过，调气是针灸起效的根本所在，是整个针灸的灵魂。这里

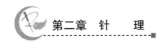

详细讲一下调气的原理与过程。

气是无形可见的。所以要调气,首先需要一个可以体察到气的方法。而且,我们希望这种方法不只是能体察到气,最好还能随时反映体内气的变化,灵敏且准确。古人发现的方法,时至今日仍是体察气的最佳方法,是脉诊。

脉诊的基础知识在《学中医》中已经讲过。不过,同样是看寸口脉,中药疗法与针灸疗法的体系中,二者看到的内容并不完全相同。今天通行的中药疗法体系中,寸口分六部,候五脏,分别是:左手寸关尺,候心肝肾,右手寸关尺,候肺脾命。而针灸体系中,还会用到一种更为古朴的定位方法,即以左手脉候左半身之气,以右手脉候右半身之气;以寸部候上,以尺部候下。所谓上竟上,下竟下,左候左,右候右。形象地说,这种**脉诊法,把整个人体"投影"到寸口脉上**。不过,这里投射的"影",并非有形实体的影,而是人体各部气运行的象。心气是否平和,需要到左寸部考察;肾气是否充盈,需要在两尺部探寻。头部是否有气血上冲,可以从寸部了解;腰腿是否有寒气凝滞,可以向尺部追问。

有了基本的判断依据,针灸治疗就有了明确的方向:把气调平。如何调法?

实际上,针灸调气的过程中,真正由医生来决定的内容很少。绝大多数情况下,调气过程都是由患者身体自己完成的。可以说,在本质上,病症都是由患者自己治好的。那么,人体究竟出了怎样的问题,单靠自己的力量无法应对呢?针灸医生到底又做了些什么呢?

举个例子。人生气后,常见左关脉弦细,表示肝气郁滞。肝气原本是体内主持气机畅达的主要动力,现在受到情绪影响,气的运行变得不畅,肝气的工作压力陡然增加。越来越多的气聚集在肝的区域内,仿佛一只充满的气球,压力还在不断增加。不仅如此,仔细观察,还会发现一个现象:人在生气时,呼吸往往是不均匀的。不只是整体节奏会被打乱,单次呼吸过程中,动作也是不均匀的。主持呼吸运动的是肺气,呼吸不匀,肺气的工作压力也会变大。所以在肝气出现郁滞时,肺气也容易同时见到郁闭。

面对这种肝气、肺气不调的现象,人体自身会怎样应对呢?如果气乱的程度有限,肝气(以下仅以肝气为代表)加大工作力度后,几个小时后即可自行调和。如果程度较重,肝气加班加点工作,花费几天时间才能将气调平。如果程度更严重,就不再是时间长短的问题,而是肝气超负荷工作后受损,有形的血、水出现瘀滞。也就是说,人体自身的调气能力,有一定限度。

针灸的价值在于,在已经乱作一团的"气结"中,施加一个外在的力量。对人体来说,针虽细小,但本质上属于异物。面对一个突如其来的异物入侵,人体会展开紧急动员,尤其当异物入侵的部位,就在与肝和肺相应的足厥阴、足少阳、手太阴经上的某应结处。这种动员,就不是漫无目的,不是替做嫁衣,完全是自家的事,容不得消极怠慢乃至隔岸观火。

处理人民内部矛盾,通常公安民警就够了;但应对外敌时,就需要动用国防力量。现在人民内部矛盾有激化的倾向,警察系统处理起来遇到困难,**针灸相当于把军事力量调动起来,帮助化解人民内部矛盾**。在强大的军事力量面前,内部出现的冲突瞬间降到小摩擦的级别。当然,所谓的军事力量,仍然是肝气本身。只不过经过外界方法的刺激后,肝气本身强大的潜力被调动起来。体内原本郁滞在肝周围的气,当肝气被激发变得强大时,已经不再成其为问题。肝气有能力迅速令滞气通达。一旦肝气不再郁滞,左关脉处的弦细象变得和缓,针灸的任务也就完成了。调肺气亦然。

这里有几个关键点,值得注意。

首先,选穴取穴很重要。譬如东北地区恶势力日渐强大,对当地百姓的生活造成不良影响,警察治理有困难。调动部队剪除恶势力,当然以东北驻军为首选,不必先忙着调动广东、福建的部队。同样的,肝气出现郁结时,首先需要考虑的,是在关联最紧密的足少阳、足厥阴两经上寻找应结;而不是到手足太阳经上去找。

其次,手法很重要。当恶势力气焰嚣张,打家劫舍,绥靖政策显然不适合,须得迎头痛击,迅速击溃主力,扼杀气势。相反的,如果当地久经纷乱,早已民不聊生,连恶势力自己都已经吃不上饭,再大张旗鼓的宣传,声势浩大的打击,就不如沉潜下来,先帮助当地恢复生产,发展经济。当人体处于气机闭阻,寒气凝滞,热气喧腾等有余状态时,针刺调气的重点在强力平复,打通关节,需要重手法。当某部虚弱无力,沉伏不起,调气旨在扶危济困,春风化雨,需要轻柔手法。

最后,心态很重要。当一个人心里揣着满满的自信,认为自己无所不能时,最容易听不进别人的话,不顾实际情况,独断专行。如果真切领悟到自己的渺小,就会低下头来,用心倾听对方的说话,发现问题的症结,选择恰当的时

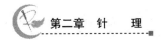

机,采取适合的方式,表达自己的想法。身为针灸医生,随时需要谨记,调气的绝大部分工作,都是患者自己完成的。医生能做的部分,大多只是一种提示,这里,而不是那里,出了这样的,而不是那样的问题。之后继续倾听身体的反应,再行交流。所谓**倾听脉语,凭针达意**。否则,太多"我要"、"我认为"的声音充斥内心,就很容易听不见身体的语言。

总的说来,调气是如此重要,以至于每次诊疗,都离不开对气的诊察:"凡将用针,必先诊脉,视气之剧易,乃可以治也"(《灵枢·九针十二原》)。而最终判断针刺是否已经达到治疗效果,依据仍然在气:"刺之而气不至,无问其数;刺之而气至,乃去之,勿复针。"调气的效果如此令人神往:"刺之要,气至而有效,效之信,若风之吹云,明乎若见苍天",以至于患者针刺后的即时感觉,都显得不再那么重要:"故补则实,泻则虚,痛虽不随针减,病必衰去。"而对一个针灸医生的评价标准,同样据此而定,看其能否做到"随变而调气"(《灵枢·卫气失常》)。

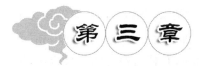

诊　法

　　诊断是临床的第一步。细分下来,诊断又包括两部分:诊法和断法。诊法如望闻问切,断法即中医所谓"辨证"。诊,如侦,要在明察秋毫,把握每一个细节,详尽占有可能得到的全部信息。所以眼、耳、鼻、口、手,但凡能用来获取信息的渠道,全部敞开,务尽其用。断,如判,重在慧眼识金,从纷繁庞杂的信息中,理清线索,洞悉症结所在。

　　中医诊断学的基础知识,在《学中医》中已经做过比较详细的介绍。这里讲的,主要是在针灸体系中独具特色的诊法。

一、脉诊

　　同样是望闻问切,同样是看寸口脉,但中药体系与针灸体系看到的内容是不完全相同的,在《针理》章"调气"节中已经提到。那么,针灸体系中的脉诊法,主要考察哪些内容呢?

　　首先是分部。针灸治疗的落脚点在部位上,所以能对病变部位做出判断,也成为针灸诊法的首要任务。分部,是脉诊判断病位的基础。针灸体系中,寸口脉分部并无特殊,也是以腕后高骨定关,前为寸,后为尺。不过,对寸关尺三部的解读方式,除了中药疗法中左右手分主心肝肾,肺脾命之外,还经常用到另一种方式,即前文提到的上竟上,下竟下,左候左,右候右。

　　相比之下,后一种解读方式对针灸疗法的指导价值有时会更大。以三部分候五脏,所谓的"五脏",其实是藏象学说中的五脏,虽然分布与脏器实体位置大体相应(除肝脾外)。从实体位置看,肝在右,脾在左;但从脉位配属看,肝在左关,脾在右关。这一"错配"现象,《断法》章中会再详讲),但根本上仍然是"虚化"(或者说"气化")的五脏模型。更重要的是,单靠这一套脉诊方法,几乎不能很好地指导针灸临床。比如,右腰腿痛,见右尺部脉弦,如何针刺?无疾当年读大学时,老师常挂在嘴边的一句话就是:"刺家不诊,听病者言",原文出自《素问·长刺节论》。不用诊断,哪疼扎哪?那为什么《九针十二原》和《灵枢》很多篇章中,都十分推崇脉诊呢?可用这套以五脏为核心的脉诊方法,确实很难理出一条有效的针灸治疗思路,直到发现第二种脉诊思路。

当以左手脉候左半身之气,以右手脉候右半身之气;以寸部候上,关部候中,尺部候下。整个人体被"投影"到寸口脉上,通过脉象即可了解一身之气的运行状况。于是,**脉诊法集信息的全面性、定位的精确性,以及动态性、即时性、灵敏性于一身**,对针灸来说,这简直是一个近乎完美的诊察方法。

不过,任何诊察方法本质上都有不足,都有自己的盲区,脉诊法亦然。就无疾个人临床经验所及,脉诊法并不能将整个人体各部气的状态,尽数反映出来。如肩肘手臂的问题,或膝踝腿足的问题,通常很难从寸口脉上见到反映。究其原因,对整个人体而言,最重要的,最需要气来推动的,是躯干内部的脏器。内脏之气的强大,体现在脉象上,就是脉象主要反映内脏之气的运行状况。

除了区分寸关尺三部外,每部的深浅分层也是诊察的重要内容。中药疗法体系中,通常将脉诊各部分为浮中沉三层。不过,对针灸体系来说,三层的分法显得有些粗疏。针刺过程中很多细微的变化,仅从三层很难辨别清楚。兼顾效率的话,需要区分为 6～9 层。更精细的话,分为 12 层,15 层,18 层都是可以的。分层越细,获得的信息越丰富,对患者体内各部气的变化,考察的也就越精准。

除了分部,**脉诊法的另一大内容就是脉象**。病变性质是虚是实,是寒是热,都需要从脉象上探得究竟。以下就从临床实用出发,介绍几种常见脉象。

弦脉。弦脉是临床最常见的脉象之一。顾名思义,按之如琴弦,绷紧、偏硬、边界清晰。典型的弦脉通常在两种情况下出现:**一是气滞,二是寒凝**。推究其理,当气的运行不畅,会在某处出现停聚,引起压力增大。宛如吹满的条状气球,表面张力很大,按之坚硬如琴弦。寒邪主收引凝滞,热胀冷缩的缘故。体内的气在寒邪作用下收引且凝滞,如两端绷紧的绳索。相比之下,气滞所致的弦脉,较之寒邪之弦略显柔软。为做区分,这里将绷紧明显,多因寒邪引起的弦脉称为"弦紧"。

不过，当发生严重气滞时，脉象的坚硬绷紧程度，可以丝毫不弱于寒。所以，遇到弦脉时，要明确分别，究竟是气滞为主，还是寒邪为主，有时并不容易。对病性的准确判断，因此还需要结合望诊、问诊等，获得更多信息以便综合分析。幸运的是，对针灸而言，这两种病理状态下的针刺治疗手法，差别并不太大，均须偏重手法为主，以期疏泄畅达气机。

滑脉。滑脉同样是临床最常见的脉象之一。传统脉法惯用"往来流利，如珠走盘"描述。实际上，从临床出发，滑脉大体有两种不同的形态。同样用圆滑的珠子来比喻，一种是令手指低悬在桌面上方，当珠子从指下滑过时，体验那种流利顺畅，快速通过的感觉；另一种是用手指按在珠子上，在往返滚动中，体验那种圆滑饱满，充实有力的感觉。按其脉象所主，**前者痰湿，后者热盛**。同样是方便起见，这里将后者称为"滑数"。

《学中医》对脉象做过一些常识性的解释，比如判断病性寒热，多以脉动次数多少，即迟、数二象为依据。这一点当然大体不错。只不过，就临床实用来说，上面所讲的弦紧与滑数二象，往往更为重要。道理很明显，迟、数以脉动次数为单一凭据，而作为人体，脉动次数必然是一致的。也就是说，左寸部如果数，左关尺及右脉必然同样数。如此热则皆热，寒则全寒，中医常说的心火、肝火、胃寒之类，就无法成立了。实际上，大多数情况下，人体内的寒、热表现，往往集中在某个或某些特定部位。其脉象判别，即**以滑数为热，以弦紧为寒**。

此外，讲到滑象，不得不提一下孕脉。中医从脉象上对怀孕的判断，主要依据就在滑；更确切地说，是滑数象。从中医角度看，一个新的生命，意味着一团阳气在孕妇体内升起。所谓的滑脉主孕，本质上就是这团阳气以腾腾的方式，昭示自己的存在。不过，与疾病状态下出现的滑数象有别，通常情况下，孕脉所表现出的滑数，带有明显的柔和特征。对医者来说，触碰如此生机勃勃的脉象，心中直如一股暖流经过，非常舒服。不过，孕期出现的脉象，并非只此一种。下文孕期气乱案可参。

濡脉。濡脉在现代人身上比较常见，在夏天尤其多见。相比上面的弦和滑，濡脉不太容易找到感觉。从成语"相濡以沫"看，彼此以唾沫相互濡润，濡一定是**柔软、湿润**的感觉。生活中的事物，与濡脉最接近的，要算挤出的牙膏。按上去软软的，没有边界感。濡脉往往表示体内水湿气盛。从经脉考虑，水湿与足太阴经的关系最紧密。濡脉出现时，往往在足太阴经上可以触及大大小

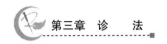

小的应结。以足太阴经为主的调治,也可以令濡象渐渐有力、成形。

弱脉和细脉。除了上面几种主邪气盛的脉象,正气亏虚在脉象上的表现,可以大体分为两种:弱脉和细脉。弱,即软弱无力;细,即脉形细小。前者表示阳气不足,后者表示阴血亏损。所谓"阳化气,阴成形"。**阳气的存在,体现在动力上;阴血的存在,表现在形体上**。阳气不及,无力而弱;阴血亏虚,形消则细。结合上面的濡脉来理解,濡象主水湿气盛,水湿为阴邪,主成形,故濡脉形大以至边界不清。同时,水湿盛多伴阳气不足,故濡脉柔弱无力。

提示一点。脉诊,尤其是脉象部分,靠的是纯粹感觉。本质上,感觉是无法通过学习来获取的。**要得到感觉,唯有体验**。学习用的是头脑,把前人提炼好的知识,经过自己的分析、理解,接入到自己的知识体系中。体验靠的是心,不需要分析,本质上也无法理解。譬如除非身临其境,否则永远无法体验到大海的浩瀚,真爱的纯美。提起脉诊学习,常听到那一句"心中了了,指下难明",说的就是那种把书本知识背得烂熟,但缺少切身脉象体验的状态。

不过,对初学者来说,缺少老师指点,体验往往无从下手。对这一点,无疾的建议是:①尽可能多在**不同人身上**去尝试体验;②在**疾病发生时**尽可能把握机会体验。

对初学者而言,并非所有的脉象都有等效的学习价值。最有价值的,是典型脉象。如《学中医》诊法章中提到的革脉,就是无疾在读大学跟师侍诊时,第一次遇到的。当时一位年轻男性遗精,老师按着脉讲:"革脉,男子则亡血失精,女子则半产漏下。"浮取坚硬,按之则中空,两侧边缘仍坚硬如刀锋,即是典型的革脉象。经此一例,对此脉象于是终生难忘。任何时候再遇此象,当初的感觉都会被瞬间调出。

不过,典型脉象并非随时随处可见,这首先是个概率问题。诊十个人的脉,遇到典型脉象的机会,与看过一百个人显然有别。不去大范围内尝试,只是在自己和家人身上体验,遇到典型脉象的可能要小很多。实际上,适当场景下,大多数朋友在面对一个中医爱好者提出的,想要看看脉,这种请求时,都是会支持的。而后往往会再追问一句:"有什么问题呀?"从而给学习者制造进一步学习的压力和动力。所以,如果希望学好脉诊法,努力扩大体验脉诊的范围是必需的,也是可能的。唯一需要注意的是,在知识总量和经验欠丰时,尽量少给出确定性很强的判断,尤其是让人以为病情严重的判断,以免给别人造成不必要的心理负担。

　　既然典型脉象出现的概率有限,如何才能更高效地体验脉象呢?须知典型脉象的出现,通常是在疾病发生时。所以对脉诊初学者来说,如果自己、家人、朋友生病时,最好能把握适当的机会去体验。比如受凉感冒初起时,常见典型浮弦紧象。相比之下,某些生活场景中也可以见到典型脉象,把握难度或许会小一些,比如冰冷饮食后,常见右关弦紧象;郁怒欲发时,常见左关弦象。

　　当然,上述实践体验仍离不开一个前提,先要心中了了。即通过基础学习后,对几种常见脉象的形状、主病,已有一定认识。这里推荐一本小书,邢锡波著《脉学阐微》,是无疾读过的脉学专著中,较为全面、精当且浅显的。讲了这么多关于脉诊分部、脉象知识,以及脉诊的学习方法,脉诊法对针灸治疗究竟有什么价值呢?

　　首先,脉诊是**判断能否治疗**的依据。所谓"凡将用针,必先诊脉,视气之剧易,乃可以治也"。针刺本身并不增加额外的气,所有的治疗效果,都有赖于患者自身的气。也就是说,如果患者的气严重不足,如《灵枢·邪气脏腑病形》所讲:"阴阳形气俱不足,勿取以针,而调以甘药也。"当然,也存在一种状态,乍看上去脉象虚弱,但轻轻一调,弱象全无,反见弦象,属真实假虚,则不再此列。

　　其次,脉诊是**确定和调整治疗方案**的依据。治疗宜升举还是潜降?要外达还是内敛?疏导还是培补?安神还是开窍?诸如此类治疗方案的确定,都有赖于脉诊获得的信息。如哮喘见右寸脉沉伏不起,则需在上升提。口腔溃疡而见左寸浮滑数,左尺虚弱无力,则宜在下沉潜。针灸治疗过程中,是否需要调整治疗方案,该如何调整?凭据仍然在脉。比如起初在右关脉见濡象,调足太阴经后,右关转而和缓有力,但右寸脉又见浮滑数,其势上越鱼际,治疗则须转以降逆为主。

　　第三,脉诊是**选择治疗部位**的重要依据。脉诊分部,将整个人体对应到寸口脉上。各部气的运行状态,都可以通过寸口脉诊一览无余。其间发现某部存在异常,即可到相对应的部位,以及四肢部与此相应的部位寻找应结,进行治疗。举例来看,偏头痛见左关脉弦细,应在左侧中部气郁,治疗需首先考虑在左侧三里、阳陵一带寻找应结;假如脉象见右寸脉浮滑数,则首先考虑右合谷、中渚附近治疗。

　　最后,脉诊是**判断治疗效果和疾病趋势**的依据。无疾学习针灸过程中,有一个问题一直困扰多年：留针时间长短，该如何确定？目前医院针灸科主流的方案是留 20～30 分钟。这个标准是怎样确定的？一个貌似合理的解释是，按《内经》记载，经脉中的气血一昼夜运行 50 周，一天 24 小时，以 24 除 50，即得气血每运行一周所用的时间，0.48 小时（28.8 分钟）。这个推论里最大的缺陷就是，50 这个数字，本质上并非实测的结果。既然不是实指，以此为据的数学推演，可靠性必然存疑。

实际上，《内经》对何时起针是有明确说法的。"刺之而气不至，无问其数；刺之而气至，乃去之，勿复针"，显然，"气至"就是针刺治疗结束的标志。所谓的气至，即"已补而实，已泻而虚"的状态。换句话说，就是从脉象上看，气已经调和的状态。相反的，如果针刺之后，脉象仍未调和，甚至不调和的状况有所加重，疗效不如意就可想而知了。

从单次治疗看，脉诊可以为判断疗效提供有效凭据。从长远来看，脉诊还可以为治疗提供病势变迁的判断。打个比方，每次针灸诊疗对人体气血的影响，不是一场独立的电影，而是更像一部前后关联的电视剧。一个人体内的气血变化，是连贯的，有因有果。脉诊是发现这种气血变化的便利途径。三五个月下来，将每次诊疗过程中发生的气血变化连续来看，即可以对患者病情演变的整体趋势有所把握。

此外，针灸疗法中诊脉，较之中药疗法，有一点先天优势。脉象可以非常灵敏地反映当下体内气血运行状态。针灸治疗时，患者体内气的运行可能随时发生变化，这些变化会同步在脉象上得到体现。中药对气的影响，则要等到服药后才可能出现。所以，对针灸医师来说，所有的脉象都是真相，都是当下体内气血的真实运行情况的体现。医生只需要遵循脉象的指引，"随变而调气"即可。不过，对中药疗法来说，脉象就显得有真有假，需要医生做出评价，进而决定"舍脉从症"，抑或"舍症从脉"。以下从一案例，来体验脉诊在针灸诊疗过程中的应用。

张某，女，29 岁。孕 6 月。2011 年 5 月诊。

腹部坠胀不适两天，加重半天。察脉，右关大而无力，若气囊状。察右太白有明显压痛。直刺约八分，引其气定，得气。旋即复察右关，脉形已缩。患者诉一股气流，在针刺瞬间，从腹中直下，坠胀感当即减轻。针后约十秒，右关已成形，起针。继而察脉，右关已无碍，但六部脉全成弦象，患者症虽减，病尚未去。察两太冲穴,条索鲜明,刺之,并辅以右阳陵泉。留针期间不时察脉,约十分钟后,弦脉象减,脉转柔。起针。患者继诉右胸颈间不适,察脉,右寸独大有力。急刺右然谷后,寸脉减,而关脉转坚,复刺右公孙,稍后,脉平,症安。次日,诸症尽失。

这是一则孕期气乱案,整个诊疗过程,皆以脉诊为主要依据。首先,如果没有可靠的脉象做依据,妊娠中期出现腹部坠胀,针刺几乎找不到下手处。腹部局部当然不能作为主要治疗部位,与此相应的合谷、三阴交等大穴也属禁刺范围。此时按右关脉所见,形大而无力,边界不清,是气虚不足以收敛之象。从部位上看,五脏属脾,取太白有应。继而六部脉弦,周身气郁象,从厥阴少阳调。后右寸脉独大,又见右关脉坚,从部位看,气聚于右侧上部,再转入中部,最终平息。**用针之要,一曰治神,二曰调气**。所谓调气,非空洞一说而已,实可操可据,所凭即在脉。

当然,针灸体系中的脉诊法,除寸口脉法外,还涉及三部九候脉法、寸口人迎脉法等。作为一本针灸入门书,这里主要介绍最基础、最重要、最贴近今天针灸临床实际的内容。对相关内容有兴趣的朋友,不妨查看《内经》原文。

最后讲一讲时光倒流。近年来的针灸临床过程中,经常发现一个有趣的现象:**脉象在针刺过程中的变化,按时间近远依次呈现**。最先呈现的,是当下体内的气血运行状态;继而是之前数小时或数天内的主要异常状态;之后反映的是更为久远,可以到一两周甚至一个月内的问题;最终慢慢归于平静。这个现象在临床中反复出现。对此,无疾目前能给出的解释是:当体内的气被激发,在化解当前存在的矛盾之后,还会主动搜索其他历史遗留问题,以期尽可能改善整个身体的状况。

二、按诊

按诊,是通过手指的按压切循,发现指下存在的异常结构(即前文所谓"应结"),以及患者出现的压痛现象,来判断病变反应的确切部位及性质。方便起见,这里还是把压痛部位也纳入到广义的"应结"中。不得不说,对应结现象的重视和研究不足,是现代针灸理论的重要问题之一。作为一本入门级小书,无疾这里能做的,只是将个人临证所见做些整理。以下仅将无疾指下所及的应结,据其性状,大体区分为 6 种:结节、条索、僵硬、柔弱、凹陷和压痛,依次介绍

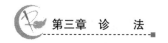

如下。

　　结节，是最常见的应结形态，尤其多见在四肢内侧。从大小形态上看，结节可以从 1mm×1mm 左右的细碎小结节，至 6cm×1cm 左右的条状大结节。从质地上看，结节可以柔软如棉，也可以坚硬似骨。从分布上看，结节可以独立存在，也可以呈片状在大范围内存在。从深浅位置上看，结节可以浅在皮下，也可以深至骨旁。鉴于身体各部出现结节的具体情况，在《取穴》章还会详讲，这里重点介绍结节的形状，以及判断结节属性的方法。

　　本质上，结节作为有形的异常结构，由气血异常凝聚而成。气血聚集的方式不同，其性质自然也有区别。主要由气滞而成的结，或可称为"**气结**"，从质地上最是柔软，按之如膨大气球，常见于足太阴经小腿段。"**湿结**"由湿气聚集而成，质地较气结稍硬，按之如软面团。二者相比，气结近乎无形，湿结有形，但其二者边界都不太清晰。湿结常见的部位是膝关节内侧，以及足太阴经小腿上段，严重时可波及足阳明经小腿段。"**痰结**"，质地较湿结硬，按如硅胶，有黏腻感，边界较清晰，常见于足太阴经小腿段。"**瘀结**"，因气血瘀滞而成，外形多呈球状，质地坚硬，按之如豆，易滑动，常成片存在于上肢内侧，下肢后方（无疾按：各种结中，瘀结的提法较勉强；经历有限，学识有限，姑且如此）。此外，因寒所致的气血凝集，较之通常的气血津液停聚在程度上更甚，其形成的"**寒结**"，在所有结节中质地最坚硬。无疾目前遇到的最硬的应结，即是在足太阴经地机穴附近一个六七厘米长，一厘米粗的大寒结，按之坚硬如骨，附着在小腿胫骨上，第一印象是，胫骨在这里向外多长出一块骨头。该患者喜食生冷数十年，冬日亦然。

　　条索，也是常见的应结形态。细小者如笔芯，粗大者如筷子。常见于两骨之间，如手背四五掌骨之间、足大趾二趾之间，以及关节附近肌肉丰厚处，如手太阴经肘横纹附近、足阳明、足少阳经膝下处。条索同样因气血郁滞而成，本质上可以视为结节的一种特殊形态。

　　僵硬，是以肌肉呈团块状僵硬为特征的应结形态。僵硬主要见于颈肩腰背部、腹部，以及足阳明经小腿段。其他如足少阳经大腿段，也可出现。僵硬的发生，首先要考虑精神因素的作用。如人在紧张时，肩部会自然耸起。状态一旦持续，整个项背部，尤其是肩井处，很容易出现因肌肉长期收缩引发的僵硬。严重者，可在肩井穴附近触及鸡蛋大小的僵硬肌肉团。《素问·金匮真言论》以肝之俞在颈项，其理或在于此。其次，需要考虑过劳的因素。现代人的工作环境，多以长期伏案为主，项背部和腰背部的过劳很常见。肌肉一旦长期紧张，气血运行难得顺畅，很容易出现僵硬。再次，体内脏腑病变时，可以引起相应体表部位的肌肉僵硬。如脾胃长期受寒，可以出现上腹部、背部中段，以及足阳明经小腿段的肌肉僵硬。有些严重气滞的患者，甚至可以见到背上因僵硬而隆起的团块。

柔弱，与上面三者不同，并非因气血郁滞而成，而是体内脏腑气血不充的反映。按之柔弱无力，如绒毛棉絮。柔弱，周身均可出现，四肢部多见。从经脉角度，柔弱常见于足太阴、少阴和阳明经的小腿段，以及足太阴经足段太白-公孙附近。

凹陷，有两种形式。一是可见的体表异常凹陷，主要见于足少阴经太溪穴处，表示体内精气不足。另一种是不可见但触之可及的凹陷，常见于足太阴经三阴交穴附近。凹陷和柔弱，按无疾临床观察，远不及结节、僵硬多见。纵见柔弱凹陷处，其间仍可能发现结节条索等异常结构。

压痛，是一种极为常见的针灸临床现象。首先，上面提到的各种应结出现时，往往同时伴随压痛。此外，在没有其他应结发生时，压痛也可以单独出现。作为普遍存在的一种临床现象，无疾对压痛的解释是：**身体呼救信号**。诊察方式的按压，可以视作一种外敌对局部的试探性入侵行为。如果局部气血充盈，运行顺畅，面对外界风吹草动，镇定坦荡，外敌根本无处落脚，便不会出现异常反应。相反的，如果局部气血本已不通，面对外界虚张声势，貌似大兵压境，顿时慌作一团，紧急求救，出现疼痛。又从上一章《针理》中可知，人体上下内外之间，以感应的方式存在相对特定的联系。脏器深在体内，难以触及。但与之相应的体表部位，施行按诊非常方便。所以，体表压痛现象能反映体内相应脏器出现的异常。所谓"五脏有疾也，应出十二原"（《灵枢·九针十二原》）。

压痛现象虽然普遍存在，且能较好地反映体内脏器的状况，但与其他应结相比，压痛作为诊察方法也存在明显弊端。由于个体差异，每个人对疼痛的敏感和耐受力各有不同。有些人轻轻一碰即呼痛，有些虽有明显应结，按之仍浑然不觉。这种个体差异的存在，让压痛的可靠程度打了不少折扣。所以，随着临床经验的丰富，针灸医生的着力点，会更多集中在依赖指下触觉的应结，而不是依赖患者描述的压痛上。

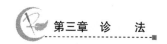

在按诊法施行时,会遇到一个问题:人体体表如此广大的区域,要从哪里着手开始按察? 又是根据怎样思路,来确定按察的次序呢? 漫无目的到处按察,是不可想象的。总体来看,**按察的思路大体有三:循经按察、分形按察和局部按察。**

所谓循经按察,是从病变脏腑或病变局部出发,循其相关经脉(主要是四肢部)的路径,上下切循,发现应结。举例来看,长期腹泻的患者,右关脉见濡滑象,主要考虑病位在脾,则按察的重点在足太阴经,可以阴陵泉穴为起点,向下切循。常年入睡困难的患者,首先考虑病位在心,则重点在手少阴、厥阴经,可在小臂部循经上下按察。慢性腰痛患者,首先考虑足太阳经病,须以委中穴为起点上下切循。肩周炎患者,可从其疼痛部位及运动受限的范围,大体判断出病位在阳明、少阳还是太阳,进而向前、侧、后等不同方向,循经切按,察找应结。

分形按察,是从纬线角度,在病变部位相应的四肢区域内按循查找应结。与循经按察相比,分形按察的灵活性特征非常突出。比如同样是长期腹泻的患者,分形按察的话,除可以在足太阴经阴陵泉-地机区域外,还可以在足太阳经委中穴周围、手太阴经尺泽穴周围、手阳明经合谷穴周围等多处,察找应结。究其原理,在膝关节以下的分形结构中,阴陵泉-地机区域与腹部相应(无疾按:委中穴下方区域与腹部的相应关系较复杂,待《选穴》章中详讲);在肘关节以下的分形结构中,尺泽穴下方区域与腹部相应;在腕关节以下的分形结构中,合谷穴区域与腹部相应。

局部按察,常用且简明,腰痛则在腰局部按循应结,颈椎病在颈项局部察找应结,肩周炎在肩颈局部,膝关节病在膝局部。此外,躯干部常作为内脏疾病的局部按察部位。如心肺疾患在前胸、上背部按循,胃肠疾患在上腹、脐周及背部中段切察,肝胆疾患在两胁及背部触按,肾病在腰背部按察,男妇科疾患在小腹部及腰骶部探寻应结。另据王卫东老师经验,肝郁气滞者,往往在背部至阳穴上下见明显压痛,试之临床颇有验。

最后讲一下**按诊的手法**。按诊法常用到拇指、食指和中指,尤以拇指为最。食指、中指主要用在表层的轻浅按循,旨在了解整体的、浅层的应结状况。针对一个独立应结的按循,旨在把握应结的大小、形态、质地等特征,往往会用到拇指。按察时,左右手的使用因人、因势而定,一般以右手拇指最为常用。

在四肢部进行拇指按循时,须先令拇指方向与肢体方向垂直,沿肢体方向上下滑动切循。用这种切循方法,可以清晰地触知应结的大小、质地等特征。在躯干部按察时,基本方法与四肢部相同,但往往需要更大的力度。所以当单手按压力量有限,不足以探知深层应结时,可以两手相叠,身体前倾,以拇指抵按待察部位,将身体重量部分施于拇指,再行上下滑动切循。

与脉诊一样,按诊法也具有不可替代的诊断价值。脉诊反映体内气血的即时状态,变化可以非常迅捷。而按诊所得的应结,无论是结节、僵硬,还是柔弱、凹陷,都不是短时间内可以彻底改变的。所以,制订长期治疗方案,以及判断长期疗效的依据,往往离不开按诊法。

另与脉诊法不同的是,按诊法具有明显的诊疗合一的特点。所谓**诊疗合一,即将诊察发现的异常部位,作为针灸的治疗部位**。所以,按诊法与后面要讲到的取穴法,在方法和内容上,都有很大程度的重合。这里主要从按察指下感的角度,讲了各种应结的性状和诊断意义,以及整体的按诊思路。具体各部按察的内容,放在后面《取穴》章再详讲。

三、望诊

针灸学中的望诊,主要内容与中医望诊无异,参考《学中医》相关内容即可。这里主要讲一下针灸诊法中独具特色的:望络脉。

正常情况下,人体体表可见大量浅静脉。不过,所谓的望络脉,通常并非针对这些浅静脉而言,而是体表可见的异常络脉。用文字语言来描述这种络脉的异常,有一定难度。实际上一眼望去,会发现这种异常络脉与众不同。从颜色上看,体表浅静脉多呈青色,异常者通常是红色、紫色或黑色。从大小看,浅静脉多如圆珠笔芯粗细,异常者即"小者如针,大者如箸"(《灵枢·血络论》),所谓的箸,即筷子。从脉的结构看,浅静脉通常可见清晰的脉管联系,结构分明;而异常络脉,往往是在某处突然出现一小段,无头无尾,不知其从何处来,到何处去。从形态上看,浅静脉多端直,沿肢体方向分布;异常络脉中细小者多纤曲蜿蜒如丝线,粗大者可卷曲怒张似麻团。异常络脉的出现,往往表示各种原因导致的气血瘀滞。从异常络脉出现的部位,也可以为判断病位提供有价值的信息,基本思路与按诊法同。

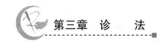

四、问诊、闻诊

　　将问诊、闻诊放在最后，并不是因为不重要，而是与中医诊法相比，针灸医生在应用这两种方法时，独特处不够明显。所以相关内容，可以参考《学中医》，这里不再赘述。

　　从以上对针灸诊法的解说可见，脉诊法和按诊法，是最具针灸特色的两种诊察方法。这两种方法的共同特征在于，都需要经由触觉来感知。换言之，从诊法看，**针灸体现了一种严重依赖触觉的医学模式**。一定程度上，针灸医生确实无须太多关注患者的陈诉。通过潜心倾听脉象的语言，触碰体表的应结，医生已经有可能从整体和局部两方面，准确把握当下病情。当然，任何方法都有局限，从医生的职业角度考虑，充分运用望闻问切等各种途径，对患者病情做尽可能全面详细的诊察，是非常必要的。

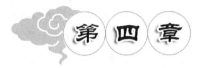

第四章

断 法

与其他医学体系一样,针灸医学的断法,也包括病因、病位、病性、病势四个方面。所不同的是,针灸断法尤其强调对病位的判断。相比之下,中医学更强调断病性的虚实寒热,西医学则更强调病因有无感染,是否遗传等。以下分别从位、性、势、因四个方面,逐一来看。

一、断病位

对病位的判断,是针灸断法中最核心的部分。因为对针灸而言,首先要找到恰当的治疗部位;而治疗部位,往往与病位直接相关。以下从四个方面,分别讲针灸断病位的具体方法。

1. 断气病有无

多年前,无疾对针灸断病位的认识,始终受学界影响,以为首在断内脏、外经。于理似乎颇通:脏腑在内,经络在外,病位深浅不同,治疗自然有别。比如腹泻和网球肘,二者显然属于不同类型的病症。不过,随着对针灸理论和临床的认识日趋深入,发现这种断法其实有些问题。所谓内脏外经的分别,大体以脏腑病为内,头面四肢病为外。但临床常见一个现象,病痛虽在外经,病根却在内脏,且看拇指腱鞘炎案。

马某,女,63岁。2013年2月诊。

患者常年操劳,加之近期用力过猛,且受寒凉,左手拇指发生腱鞘炎。拇指屈伸不利,屈则不能伸,伸则不能屈;有弹响;夜间屈伸时疼痛难忍。局部按察,在拇指掌指关节掌面有明显压痛。在局部浅刺、深刺,围刺,透刺,留针、不留针,诸法遍施,难见寸效。施隔姜灸,仍无效。

万般无奈之际,灵光一现。患者腹部结块很重,其在手臂部的对应部位正是尺泽穴下方，手太阴所行；其与拇指关节压痛处正属同一经。或许，在尺泽附近能发现治疗线索？按循是处，疼痛难当，大小结节密布；继而下循，手太阴问题层出。行快针刺解太阴诸结，即诉颇轻松，只是拇指尺侧仍觉不便，是病又在阳明。从手三里以下，行解结法如前，症大减。嘱每日得空闲即自行按揉太阴、阳明诸处，痛日减。

按：此例病在筋，是典型的外经病，其经筋所属在手太阴。筋结处散之不去，是因经脉不通；经脉上应结累累，源自腹部气滞寒凝。反推病机，当内脏气血异常，其相应的经脉上常有应结出现；应结的存在，对局部筋肉的运动难免造成影响，譬如路上荆棘丛生，行走自然不便。再加局部受寒、劳累，这条本已虚弱的经筋就此发病。

可以说，此病痛在外经，根本在脏腑。仅在拇指局部针刺，而不考虑手太阴经的壅塞，是未得其要。譬如房屋着火，屋外交通壅塞；不着力疏散，令消防车辆进入，只用盆水来浇，终归无济于事。更进一步，仅针对手太阴经做治疗，固然可以令气血暂时通行，但病患根基未动；只图交通的短暂畅快，而不追究壅塞的根源，下一场祸事或旋踵即至。所以在针刺手太阴经的同时，离不开调畅腹部气机以治本。

此案还有一点值得注意。这里能追究到的病根，始于胃肠，而非与手太阴经相合的肺脏。而尺泽穴下方与胃肠之间的联系，是建立在分形原理，而非经脉原理的基础上。实际上，临床实践中可能遇到的问题，常如胡乱堆砌的一团杂物。只按某一条思路去梳理，往往会遇到瓶颈。作为针灸从业者，少不得多掌握几个视角。在遇到困境时，才有可能自由切换到最便于观察的那个角度。

回到断法。面对这样一例病患，无疾起初只知有经不知有脏；转机全在穷途末路之际那一点灵光乍现。回想起来，困境的出现，主要原因就在断法上。按既有观念，凡病位先从内脏、外经断。病在内则重调气，以脉为凭；病在外则从局部着手，或左右互刺（此缪刺法，《配穴》章中详讲）。这种思路指导下，如此病痛在外，根本在内的情况，就很难被发现。而针灸临床上，这种情况绝非少见，如膝关节内侧疼痛者，每伴脾胃寒湿象；是因寒湿聚集肠胃，应于足太阴经膝之上下，机理与本案略同。又如颈项僵硬疼痛者，常见肝气郁滞象；是紧张状态下，肩颈部筋肉长时间拘挛所致。那么，作为针灸诊断，如果首要之务不是确定内脏、外经，又该是什么呢？

《内经》的一段论述,对此颇有启发。《灵枢·九针十二原》说:"凡将用针,必先诊脉,视气之剧易,乃可以治也。"也就是说,**无论何病,是内脏还是外经,上手第一件事就是诊脉察气**。如果内脏有病(准确地说,是体内气机存在明显异常),脉象上常会见到反应,或浮越,或弦滑,或独盛于寸,或无力于尺。脉气不平,治疗总离不开调气为先。反之,如果痛在外而脉调和,则气无大病,在病痛局部调治即可,第十一章中颈椎病案可参。因知断气病有无,是针灸断法第一要义。

2. 断五脏

关于断五脏病位,《学中医》中脏腑辨证一节做过一些总结。这里不再重复,重点讨论从寸口脉断五脏病位的原理,即:**左右手寸关尺,分别对应心肝肾、肺脾命**。

关于寸口脉的五脏配属,有一桩往事。无疾读大学时,中医诊断学课堂上,有位韩国留学生提出一个问题:为什么心肝肾、肺脾命,会按照左右寸关尺的序列排布?老师当时被问得哑口,只道外国人的想法和中国人不一样。但从那以后,这个问题也一直萦绕在自己心头。它直接关乎脉诊断病位的合理性,对针灸诊疗意义非同一般,这里少不得做些探讨。

首先从整体分布上看,寸部候心肺,关部候肝脾,尺部候肾,与体内脏器的解剖位置大体吻合。其次,心、肺分属左右,单从解剖位置考虑的话,也是比较符合实际的。最突出的问题,反映在肝脾二脏上。解剖位置上,肝在右、脾在左。但脉诊分部上,肝在左、脾在右,刚好相反。按《内经》时代的中医解剖学知识,因为技术原因导致认识错误的可能基本可以排除。那么,肝脾这种"错配"现象,又该如何认识呢?

解这个结,仍须从中医对五脏功用的认识着手。心、肺、肾三脏,从直观的解剖结构和位置来看,其基本功能较容易被理解。即心主血脉,肺主气,肾主水。但对肝脾二脏,则存在较大困难。二者不像其余三脏,经血管遍及周身,或由气管、尿管连通于外,直观上很难找到答案。这种情况下,肝由血充,脾脏近胃的特点就显得突出,从而不难推导出肝主藏血,脾主运化的功能。运化水谷,功能仍较直观;藏血何用呢?

肝脏功能的进一步演绎,离不开阴阳五行的理论模型。肝体藏血象水属阴,水之用生树木为阳,所谓"体阴用阳"。遍察五脏,没有哪个脏像肝一样,体用分离。这种分离,让肝与五行中"木"的联系,较之其他四脏与四行的联系都更紧密。以至于今天,主疏泄成为中医肝脏最重要的功能。悉心考究不难发现,"主疏泄"很难归入某个明确实体的功能。于是,强调肝主疏泄的功能时,肝脏实体的地位被弱化。与此同时,当"主运化"成为中医脾脏的核心功能,脾脏实体的地位同样被弱化。也就是说,**中医藏象学说中的肝和脾,与实体肝脏、脾脏之间的关系已经不大**。而这一点,正是肝脾在寸口分部中发生错配的根源所在。

接下来,无论从前辈医家的记载,还是无疾个人的诊疗经验,都明确提示一点:人的情志状况与左关脉之间,人的饮食状况与右关脉之间,都存在相对确定的特异性联系。也就是说,中医所谓"疏泄"的功能如何,主要表现在左关部;"运化"功能如何,主要见于右关。由此,千年的中医实践,已经将这两对病机与脉诊部位牢牢捆绑在一起。而肝和脾,则蜕变为两个符号,与其实体本身,相去越来越远。

费了这许多周折,专讲从寸口脉断五脏,想法只是一个:以脉诊为据断病位,断出来的病位,究竟是什么?

3. 断分部

分部,即将人体分为上下、左右、前后、内外之部,以判断疾病发生的大体部位。断分部的依据主要有三:一是通过患者描述的症状,二是按诊察得的应结,三是脉诊获得的脉象。

判断病位分部,首先离不开问诊。头痛则在头,腹痛则在腹,左病在左,右病在右。所谓"刺家不诊,听病者言",即是这种方法的用例。今天针灸临床上仍有很多医生,以此作为判断病位所在的最主要依据。不过,单纯根据患者描述确定病位分部,时常会遇到各种困境。举例来看,肩周炎患者,出现肩部疼痛,活动不利,病位在肩无疑。但针对局部的治疗,有时效果并不理想。而在项背部按诊时可以发现,有明显瘀结、僵硬存在,说明肩部疼痛或与颈项部应结有关。

以按诊应结为据,判断病位所在,会遇到一个问题:逐个点按察的话,可能会发现,人体体表的应结数量可能非常多。那么,如何根据这些应结,来判断病位所在呢?实际上,应结的出现,是有一定规律可循的:**应结常发生在病变局部附近,且常表现出循经脉分布的特征**。上面所举的例子,痛在肩,但项背部同时出现应结,从而判断病位或涉及颈项,即是从局部判断。上腱鞘炎案中,痛在拇指,循手太阴诊察,即是从经脉分布来判断。

从按察应结断病位分部,经脉原理与分形原理都可能有指导作用。但二者相较,同样是表达不同部位间的关联,经脉体现出的稳定性,较分形更为明显。分形本身很灵活,肢体某个区域,可以与整个身体的多个部位之间存在对应关系。比如拇指,既可以对应头部,又可以对应躯干,还可以是腿部。如此灵活,会给医生的临床治疗带来很多启发,但以按察应结为依据判断病位时,难度就比较大。

讲到应结的循经分布,不得不提针灸上常说的"经络辨证"。所谓经络辨证,核心实为经脉辨证,更确切地说,是十二经脉辨证。是通过对各种临床表现的综合分析,判断病位所在经脉的方法,本质上属于断病位范畴。不过,针灸诊疗合一的特点决定,对病位所在经脉的判断,会直接决定治疗经脉的选择。换言之,**断经脉所在与选经脉治疗,密不可分**。鉴于经脉对针灸诊疗至为重要,这部分内容将在下面《选经》章中独立来讲。

最后,通过脉象获知病位分部,也是针灸临床上常用且便捷的方法。如前《诊法》章所述,两手寸口分为左右,以断左右半身之病。以寸部为上,尺部为下,断病位高下所在。察脉分表里,以断体内气之浮沉。简言之,**将人体(以躯干为主)的左右、上下、内外,缩影到寸口脉上**即是。举例来看,右关部脉见弦紧,表示躯干右侧中段受寒;右尺部弦紧,则寒在右侧腰或小腹部;右尺部弦紧向下延伸,是寒邪下贯于右腿之象。

4. 断分层

与中药疗法相比,针灸临床还会涉及一个特殊问题:深浅。毕竟,针刺最终要落实到某一个治疗点的某一个具体层次上。断分层,即确定病位深浅,是确定治疗深浅的重要依据。

按《内经》理论,断分层法须从皮、肉、筋、脉、骨等五层入手。从今天的针灸临床看,对大部分筋骨类病症,五层断法,尤其是其中的筋、肉、骨三层断法,仍有重要指导价值。具体来看,病在筋,主要表现为关节疼痛、拘挛,屈伸不利,活动受限。病在肉,主要表现为肌肉疼痛、麻木。病在骨,表现为肉痿弱无力,骨酸痛沉重,活动困难。要言之,单纯以**感觉障碍**为主的病症,首先要考虑**肉**层面的问题。涉及**感觉和运动障碍**,且以**亢进**为特征的,考虑病位在**筋**;以

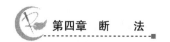

功能减退为特点的,考虑病位在**骨**。在骨守骨,在筋守筋,相关内容,可参考《素问·痹论》和《素问·长刺节论》两篇。

除以症状为据,断病位在筋肉骨外,还有从脉象断分层的方法。《诊法》章中对脉诊分层方法做了介绍,这里继续讨论其诊断价值。脉诊所候,核心在气,气是否充盈,运行是否顺畅,都可以从脉象中得到讯息。需要注意的是,人体内气的运行并非平面,而是立体的。表层遭寒邪侵扰,深层未必受影响;深层一片寒湿象,表层却可以烈火燔炽。要对整体气的状况有全面了解,即须逐层细察,以判断气病之层的所在。

最后,对以上断病位内容作个小结。断气病有无,要在明确病位在主干还是支流。脉气乱,是病在主干;脉气未乱,病在支流。调治次第,干为先,支在后。断五脏,是对主干气乱的详究细考。断分部,是从五脏之外的角度,对病位所在的全面考察。断分层,则是对病位深浅的判断。四法参合,则病位大体可明。

二、断病性

相对而言,中医诊断详于病性,而疏于病位;针灸诊断则详于病位,而疏于病性。所以如何从症状、舌象、脉象角度,对具体病症的虚实寒热做出判断,可以参考《学中医》脏腑辨证一节。这里主要讲与针灸关联最紧密的部分,以及颇具针灸特色的内容。

1. 断虚实

虚与实,在针灸断法中,不是抽象空洞的两个概念,而是可以被触摸到的,清晰可辨的两种感觉。笼统来看,脉象有力,脉形粗大者属实;相反的,脉象无力,脉形细小则属虚。应结按之,凡坚硬、隆起等属实;柔弱、凹陷者属虚。

断虚之法,中医多从气、血、阴、阳四方面着手。站在针灸的角度,用阴阳来概括,更恰当些。从脉象上看,虚是一种无力,一种细小;无力是虚在阳气,细则虚在阴血。所谓“阳化气,阴成形”。阳不足无力化气,则脉动无力;阴不足无以成形,故脉形细小。针灸下手处,或在阴经,或在阳经,具体到随时可以把握。断其阳不足,则刺其阳以振奋;阴不及,则刺其阴以静养。

断实之法,具体来看,**脉象弦紧主寒,滑数主热,弦则气郁,滑则主痰,濡则主湿,浮主外风在表,越主内风在上。**脉象迟数,也可主寒热,但通常是全身问

44

题,试想不可能出现寸部快、尺部慢,或左手快、右手慢的情形。针灸临床常会遇到某个局部的寒热,这种状态下,弦紧和滑数无疑有更重要的诊断价值。用应结判断邪气属性的方法,可以参考《诊法》内容。

2. 断错乱

虚实(或加寒热)是中医断病性的大纲,不过,在针灸临床中会发现,单纯意义的虚或实,出现的机会其实并不太多。更常见的状态,是错乱。以下看一则肾火寄胃案。

王某,女,47 岁。2010 年 7 月诊。

畏寒甚,夏日不离火炕。但又燥热难耐,嗜寒饮冷食,白水须冰冻后饮之方觉爽。诊脉,两尺沉弱,右尺几不可及,右关独浮滑数。针中脘、三里等处,均无异状。刺右太溪,留针 5 分钟后,复查脉象,右关之浮滑数象已尽退。起针。次日,饮冷之愿不复。三周后电话回访,此症未再出现。

按:此例患者断作虚或实,均嫌欠妥。畏寒严重,两尺脉弱,都是典型的虚象;燥热嗜冷,右关滑数,又是典型的实热象。何以周身虚寒,而胃火独炽?从脉象上看,肾中火衰,胃中火盛。思忖其理,当肾火虚弱,虚火上浮于胃所致。依此理针太溪,效可,因之理成。所谓理,即阴盛格阳。譬如冬日里一个温暖的房间,人在其中享乐,必不欲出外受苦;但如果没了炉火暖气,房间内一派阴寒彻骨,人在其间战栗,倒不如出去晒晒太阳。这个房间,就是肾;暖气炉火,就是肾中阳气;这个人,就是那一点浮越的真阳。如此肾火浮越,上寄于胃,即是"错"位之象。

此错象因虚而起,尚有因实而作者。比如肝主疏泄,常理之下,气的郁闭当以左关脉为重,但脉象表现,左关弦象不明显,而左尺部硬如琴弦。说明滞气之邪势盛,肝脏已无力疏泄,滞气直驱下焦。结合病史不难发现,能见如此错象者,性情往往倾向抑郁,凡遇不顺,惯于压抑内心的情绪,令气难宣散舒展,从而滞气日甚,终致肝气不支。

又如痰湿之邪,本应困扰肺脾或肾,但脉象上看,右脉整体不见濡滑痰湿象,而左寸关脉反见濡滑。其理与上面气郁类同,是痰湿邪盛,流溢于左所致。不过痰湿之邪性缓,即使发生如此错位,其临床表现也往往不像郁滞那般气势汹汹。如此因实而致的错象,经针调治,往往很快可以回归常态,即气滞在肝,痰湿在脾。针刺所以时有立竿见影之效,多出于此类"错"证。不必大补大泻,

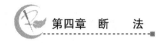

只须拨乱反正。

与"错"相似，"乱"也是针灸临床常见的状况。如果说**错是一种颠倒，一种怪异**，那么**乱就是一种胶着，一种拥塞**。虚与实混杂，寒与热交错，风与湿同体，试看一例寒包火案。

高某，女，55岁。2015年4月诊。

鼻窦炎十余年，近一年来，嗅觉完全丧失。自觉舌体干燥如锉，以手指抚之有割手感。察舌色深红，舌体干燥，舌苔薄少。整体印象，如一头鼻中喷着热气，双眼冒火的公牛。察脉，浮取左关、右寸关见弦象，中沉取滑数有力，气势如虹。是典型的寒包火象。

行和风刺，浮弦象消失，滑数势减。于右合谷，左外关留针约半小时，六脉平复。起针。复诊诉，鼻略通，胸闷减。第三次复诊时脉象大转，诉鼻已通气，舌已濡润，气味隐约可觉。视其目光，躁动之象已渐转温和。

按：此例中有热，外有寒，是典型的寒包火象。思忖其理，当内有炽热，素喜寒凉，冰覆于肺胃，热不得宣。询问其人性急，不喜温饮食，食必大凉大热。如此大热助其火，大凉增其寒，寒热混呈，乱象丛生。针刺调气，令寒热和，故冰覆得去，火气得宣。

虚实相乱，常见于脾胃素虚的瘦弱之人。每每右关脉见弦硬若石，刺之渐渐松软，渐渐虚大。即从寒凝气滞，逐渐松懈，终见虚弱之象。反推其理，则病因虚而起，气不足以堪重，不行则滞，不温则寒。甚或阳气复欲逐邪而不得，反呈热象，发为寒热虚实之乱。

另一种常见的乱象，是风与湿的杂糅。这里讲的风和湿，不从外来，而自内生。通常风盛则湿难生，湿大则风不起。但我们生活的时代，有两种现象非常常见，一是成日忧心忡忡，二是饮食肥甘厚味。忧心则神不安，神躁扰则精损耗，精不足则风易起；嗜肥甘则痰湿停，如此成风湿杂糅之乱。

以上列举了出现错乱的几种典型情况，实际上，针灸临床上见到的错乱表现相当复杂。总言之，从病性考虑，除了单纯的大虚大实，能见到的大都可以归入错乱一类。相比之下，大虚大实，多适合用方药治疗，或者是针灸辅助之下的方药治疗。而错乱证，则多属针灸的适用范围。究其理，虚实之偏，可凭药性之偏得平；错乱之象，可用针灸调气以拨乱疏通。当然，针灸也有温灸纯补，刺络纯泻之法；方药也可攻补兼施，寒热同用，这里不过言其大略。毕竟中药借偏性纠偏,针灸调自身为用。

三、断病势

病势,疾病演变的趋势。既可以是病情的转向,渐轻或重;也可以是当下体内气机的动向,上下、浮沉抑或聚散。对长期病势预后的判断,可从脉象、应结以及问诊主诉来判断;即时的病势方向,最重要的依据是脉象。不过,相较病性的虚实寒热,对初学者来说,通过脉诊判断病势的难度更大,纯粹通过文字来认识,把握起来尤为不易。所以下面这一节,初学者理解困难时,不妨暂且放下,待脉诊体验渐丰时再读。

1. 断升降

断病在上下,属断病位内容;而发现气自上而降,或自下而升,则可把握体内气的运行方向,进而判断病情发展的趋势,即断病势。针灸临床判断病势升降的依据,可以从主诉中寻得,比如常见的头重脚轻感到眩晕,多由气从下上冲所致。当然,脉象仍是更常用的判断依据。

气自下上冲的脉象,表现为寸部独大有力,关尺显不足,且往往关盛于尺。形象的看,上冲脉象仿佛一只头大尾小的胡萝卜。气上冲的原因,常见者有二,一因肾虚下元不固,内风肆虐;二因火热炽盛,直冲云霄。简言之,**气上冲,一因风,二因火**。因风所致的上冲,在老年人较多见,其脉象往往在寸部呈现坚硬象。其病势多急迫,针刺亟须上泄其风,下安其根。

因火所致的上冲,成因较复杂,或因肾虚火不沉潜而上越,或因脾虚火不聚敛而游散。从脉象断,前者尺部多沉弱无力,上文肾火寄胃案即是一例。后者多见右关濡弱不形,而右寸独滑数有力,其势上越至鱼际,其人多因长期饮食偏嗜,令脾胃受损,外邪时至,正邪交锋于咽喉要冲,正气羸弱,无力荡平诸邪,邪气稽留,但遇外邪又至则内外呼应以成炽盛之势。另有补充阳热过多,身体难以接纳,浮游之火聚而上冲者。曾接诊两位此类患者,一因艾灸过度,一因附子过量,皆见寸部呈大火球状,滑数炽热,或左或右。

与上冲相比,气下迫的情况并不常见,上文错证中,对此曾有谈及。目前(2016年3月)为止,无疾亲历不过3次。三位都是肝气郁滞非常严重的患者,一味压抑自己内心的郁闷和愤怒,难得宣泄舒展。不到万不得已,绝不对外表达;一旦开始表达,必如狂风骤雨,势若雷霆,损人折物。气下迫的表现,往往

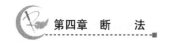

发生在一场无法声张的不愉快之后。凭借一股对自己的狠劲,把一团郁火强行按住,整个面容都可以显得扭曲。

2. 断浮沉

脉见浮象,即气浮越于表。追究原理,多从两条:外邪入侵,卫气浮越以抗邪;精不足以固摄,则气外越而流散。前一种情况,在遇风寒外感时经常可见,脉浮弦紧即是。有意思的是,外感风寒出现的浮弦脉,有时各部表现并不一致。比如昨日下午(2015年10月10日)因天气骤冷,遇到两位外感患者,男女各一。男性平日脾胃虚寒为主,这次感寒后,浮弦象集中在右关脉;女性平素肝郁明显,工作期间背部直对窗外寒风,浮弦象集中在右寸部。

因精不足而见的气浮越象,主要表现为两种脉象:芤脉和革脉。实际上,二者主病大体一致,只是程度有轻重,皆所谓"妇人则半产漏下,男子则亡血失精"。其病理过程,是体内精血在短时间内大量流失后,原本依附在精血中的气,随之纷纷流散,以致外泄。恰如兵荒马乱中,满城百姓涌向城门,在脉象上的表现即是,浮取坚硬有力,按之中空,脉管边缘有力,如按塑料吸管状。

与浮相对,沉的方向是向内收敛。体现在脉象上,浮取不可得,或脉动微弱;沉伏取之乃得。脉象之所以沉潜深伏,大体不外虚实二端。虚则气虚无力周济全身,只得把有限的气收回至内脏。如此所见的沉,常伴随虚弱无力象。因实而见的沉,是各种邪气郁闭不发之象。这些邪气,可以从饮食寒热中来,也可以从肝郁化火而生。以下举一案,来看脉象沉伏的性状。

张某,女,37岁。2015年5月诊。

患者两年前,无明显诱因,突发鼻部红赤,情势日甚。服清热类中药,及局部外敷等治疗半年余,效不显。察鼻部,红赤呈片状,在鼻端及鼻翼两侧弥漫分布。遇寒凉、触碰等刺激后,红赤加重。又左下眼睑内屡发麦粒肿,与鼻部红赤象此起彼伏。执其脉,右关沉伏滑数,状如火球,喷薄欲出,又愤懑难发。望舌尖红赤如血丝。常年素食,大便偏黏,寐安。

针百会,上中下脘、天枢、气海、足三里、右阳陵泉、右公孙。约十分钟后,左寸滑数,左关弦细,右关滑数象略减。加刺左阳陵、左太冲。再约十分钟后,左关弦象略缓。再约十分钟后,左脉势缓,右关脉滑数象减。再约十分钟后,右关沉伏象渐起,滑数势减,起针。

按:此例右关脉的滑数象很有特点,火势明显,但沉伏不发。有两点需要考虑：病非先天，那么火热从何而来？火热性喜炎上发散，为何此处独沉伏？患者平素饮食清淡，热邪主体当非从饮食来。从脉象变化看，右关热势稍减，则左寸关脉见气郁化火象。再经问询，其性情较内敛，遇事多向内倾轧，是木气不足象。推究其理，当肝郁日久，无处疏泄，横犯于胃。热蕴气郁，风火相煽，势以上达头面，现于鼻目。以疏泄法调畅，前后约四五个月，鼻部红赤基本消失，麦粒肿亦不复作。此肝胃伏火案，因气郁在内，抑制乃沉。

3. 断聚散

气在体内的运行，并不一直从容有序，可能出现在某部位聚集，而其他部位相对不足的状态。就无疾目力所及，气聚最容易发生在左右关部，其典型脉象为弦。如五部脉均沉弱，唯左关脉弦滑有力。是周身之气，皆向身体左侧中部聚集之象，从五脏则表示气聚在肝，通常反映较重的情志抑郁。五脉稍弱，右关独弦滑，是脾胃积滞，气聚难散象。当然，在寸部脉亦可见独大，但多为热邪炽盛所致，其性属升，与这里所讲的气向内聚有别。

断气聚的过程中，有一个现象比较常见，值得关注，就是**气聚的联动**。比如见左寸关脉弦滑，即肝气郁化火影响到心；左关尺脉弦硬，多为肝气郁明显，迫于下部；左寸关尺皆弦硬，是肝气严重郁滞，充斥上下之象。右寸关脉弦，表示中焦气滞影响到上焦。除了这种上下联动的形式，左右脉象间也存在联动关系。比如左右关脉间常同时见弦象，左关右寸常并见弦象，右关左寸也可弦象并存，皆是表示相应内脏之间气聚现象联动发生。

或有疑问，如何才能判断所谓气聚现象，是因为联动，即一脏病影响到其他一脏，还是多脏同病，互不相干呢？还记得前面提到的"时光倒流"现象吧？针刺后脉象的变化，可以为病情的演进提供一个时间上的参考。比如当下所见脉象是，左寸关尺及右关皆弦，针刺后，左寸尺及右关脉和缓明显，唯左关部尚弦，即说明左关部气聚在先，是其他诸部气聚的根源。

与气聚脉弦相比，气散常见的脉象表现是虚大，软弱无力而边界不清。推究其理，气散是精气亏虚无力固摄，以致气遭耗散。四散流溢之际，自然难有形迹可察。《诊法》章中孕期气乱案可参。

统观以上升降、浮沉、聚散三种病势动向，单从寸口脉象考虑的话，升降的方向在于上下，即从尺到寸的升，及从寸关到尺的降；浮沉的方向在于表里，以九层别深浅，则脉象浮越至一二三层为浮，沉潜至七八九层为沉；聚散的方向

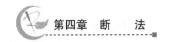

是中外,气聚于中则盛于两关部,气散于外则脉虚大。

4. 断预后

预后在诊疗过程中,是非常重要的一环。预后判断,会直接关乎医患双方,能否将心安放。长远来看,预后可以是对整个病情演化方向的判断;当下来看,则是对本次治疗后效果的预评。判断针灸预后的依据,以**脉象和应结**二者最为重要。

从脉象判断预后,无论长远当下,总有一个方向,即六脉调和。当下来看,六脉既调的状态,即所谓"补则实,泻则虚,痛虽不随针减,病必衰去"。长远来看,人体内的气血日渐充盈,运行趋于顺畅,以至于"卒然逢之而不惊,无故加之而不怒"。

具体来看,脉象从虚弱沉伏不可触及,转而渐渐有力;从火热炽盛,进而火势渐渐收敛含蓄;从盘踞中焦关脉独大,转为六脉平均,强弱适宜。诸如此类,都是预后向好的标志。按无疾目前经验所及,有两种脉象对判断预后的价值颇大,一是弦硬,二是濡滑。前者反映气的郁闭程度。郁闭,可因情自内发,也可由寒从外受。濡滑主要反映体内痰湿隆盛的程度。两种脉象在判断预后方面之所以重要,是因为这两种情况比较容易缠绵难愈。在一个相对漫长的治疗过程中,弦硬的脉象是否在变软?软到何种程度?弦硬向软的趋势是否明确?中间经历了怎样的反复?都是判断预后的重要凭据。痰湿濡滑象,理亦同此。

考察应结变化,也是判断预后转归的重要内容。不过,应结出现时,病已成形。形的调理,非如气一般,变化迅捷,唯有缓缓图之。所以,从应结来判断预后,主要也是针对长远病情变化而言。应结的多少、大小、质地,都可以作为评价病势长期变化的依据。

四、断病因

中医断病因,纲领之要在外感内伤,《学中医》八纲辨证一节,已做过简要讲述,可参,这里不再多讲。对针灸临床来说,筋肉类疾病相当常见。其病因与中医外感内伤又不尽相合,所以这里补充讨论一下关于筋肉损伤的问题。

筋肉损伤,大体有两种情况。一是短时间内的急性损伤,如急性腰扭伤、踝扭伤、落枕等;二是长期慢性损伤,如颈椎病、腰肌劳损、网球肘等。由于急性损伤往往有明确的外伤经历,慢性损伤也有长期不良生活、工作方式为基础,所以区别难度并不大。不过,值得注意的是,大多数急性损伤,往往都有慢性积累的病变为基础。比如落枕,貌似只是一次睡眠姿势不当,或枕头不合造成;实际上,落枕发生前,往往已有多年颈椎病史。又如腰背痛,长期伏案工作者,腰背部常见慢性筋肉劳伤;偶尔不经意的一次用力,就可能导致急性腰扭伤。譬如天气干燥,森林中一个微小的火星都可能酿成火灾。

此外,对筋肉类损伤,还有一个因素不容忽视:受寒。筋肉遇寒则收引,会在很大程度上诱发筋肉损伤。譬如自行车,当两侧筋肉松紧适宜,犹如车轴两侧受力均匀,自然畅行无碍。但如果车轴歪斜,两侧一松一紧,则车易被磨损不说,还容易发生事故。筋肉受寒,往往集中在某一侧。受寒处筋肉收紧后,形势与此大体相同,长期则易劳损,短期内易受伤。

作为断病因,要在区别伤之缓急,治法有异。一般来说,缓则重在局部调理,急则强调远处呼应。且留待《治法》章中再详解。

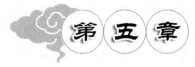

第五章

选 经

　　针灸作为一种外治方法,所有的治疗,都是从选择治疗部位(选穴)开始的。而选穴,也正是无疾当年学针灸时,最感头痛的事。课本上治疗头痛的穴有几十个,怎么选?治疗咳嗽、胃痛、腹泻,乃至癫狂、热病,哪个病都有几十个穴写着能治,是要全部针一遍?还是只能自己一个个去尝试?还是遵照某老的经验按图索骥?针灸选穴,究竟有怎样的章法可循呢?

　　本质上看,针刺治疗部位的确定,离不开三个要素:经度、纬度和深度。与之相应的,选穴离不开三个环节:选经、选部和选层。本章内容,先着重讨论第一项,选经。

　　选经,往往是针灸选穴的第一步。临床选择某条经脉施行治疗,大多基于**两点考虑:从病变位置直接判断**,或**从经脉—脏腑关系间接判断**。对于外在的,体表可见可察的异常,如面部起痘,满脸都是,鼻旁尤甚,可以据其病位所在,直接选择阳明经治疗。而内在的,涉及脏腑的病变,如常年腹泻,大便时感黏腻,从脏腑病位断,是病在脾脏;进而可以通过脾脏-足太阴经间的联系,选足太阴经治疗。

　　以上是针灸选经的两条基本思路。由此出发,则**病在外者,多从手足六阳经着手;病在内者,主要从手足六阴经,以及足阳明、足少阳等八条经脉考虑**。至于手三阳经与足太阳经,为何在此不强调其与脏腑之间的联系,《针理》章中曾有提及,下文还会详讲。需要说明的是,筋骨类疾病,如肩周炎、踝关节扭伤,《内经》称为经筋病。其治疗部位选择,强调"以痛为腧",即选择痛处或压痛处治疗。所谓"筋部无阴无阳,无左无右,候病所在",病在阴则选阴经,病在阳则选阳经。

　　又值得注意的是,以上所谓内、外,仅是根据病症出现的具体部位所做的粗略区分，即以体表可见可察诸部为外，如周身皮部、头面官窍、项腰背部及四肢部；以体内不可见的脏器为内，如脑肺心肝脾肾胃肠胆膀胱等。这种大体分类方法，有便捷实用的好处，却难免也有粗陋之嫌。比如过敏性鼻炎，遇风感寒即喷嚏、流涕不止，从经脉考虑，则鼻在正前方当选阳明；从脏腑考虑，则病在肺，须用手太阴经。二者间存在矛盾。

要解决此类问题，一方面需要从《断法》章中寻找依据，判断出对此患者来说，病位在肺，抑或胃肠，从而选手太阴或阳明为主治疗。另一方面，离不开对十二经脉主治病症的系统学习，从经脉而非脏腑的角度，重新审视疾病。这里先从手足、阴阳两方面，对十二经脉的特性做些整体介绍。

先看手经与足经。试想眼前一个直立的人，从头到脚，宛如大树，双足为根，头顶为巅，身躯为干，手臂为枝。换作房屋框架来比喻，则下肢如柱，承载一身之重；上肢如檩，张举四维之阔。从足六经，尤其是足三阳经的循行来看，从头到脚，贯穿周身。相比之下，手六经与身体之间，则仅是联系，而不能贯行。《内经》中除了十二经脉的系统外，还常将足六经独立作为一个系统，却从未对手六经单独强调。

讲了这许多，从比喻到说理，再到引经据典，只为说明一个道理：**手经与足经相比，足为干，手为支**。那么作为治疗，守正用干，出奇用支。御敌之法，以正合，以奇胜。总要有正规军，与敌军可以旗鼓相当；出奇制胜，要在势均力敌的基础上开展。也就是说，日常培补根基也好，遭敌两军对垒也罢，足经的重要性都远甚于手经。无以正合，总靠出奇制胜，终非长治久安的大计。

再看**阴经与阳经**。三阴三阳虽然都有各自的特点，但作为整体，阴阳经的选择，仍然有其大体规律可循。从形态性状上看，阴经体表处多柔软疏松，阳经则较刚硬致密。从经脉关联上看，阴经通于柔软的内脏，阳经多连于刚强的筋骨。从病理反应上看，阴经应结多循经脉呈线形排布，以大小、形态各异的结节最常见；阳经应结多集中在节旁、筋旁、肌肉隆厚处，常见条索、肌肉僵硬以及肌肉起止点附近的应结。所以，凡**皮肉筋骨类疾病，更多从阳经选穴；五脏六腑病症，须重点考察阴经应结**。

具体来看，十二经脉各自的主治病症有怎样的规律可循呢？如此宏大的题目，必然离不开对先贤经验的总结。《灵枢·经脉》篇，即有对十二经脉主治规律的系统整理，其价值无以复加，堪称经典中的经典。此外，1973 年马王堆

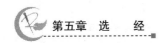

出土了两个版本的《十一脉灸经》，业界公认为《经脉》篇的祖本，无论从形式编排上，还是内容详略上，均可作为《经脉》篇的重要参照。

除《经脉》篇外，《内经》多个篇章中对经脉病候均有涉及，如《灵枢·终始》《灵枢·经筋》《素问·脉解》《素问·厥论》《素问·缪刺》等。接下来，无疾以《经脉》篇所论病候为蓝本，参考马王堆《十一脉灸经》，以及《内经》上述诸篇，结合个人临床经验，对十二经脉的主治规律整理解读如下。

一、手三阴经

1. 手太阴经

主治一：咳喘、胸闷等**肺脏系统病症**。

主治二：**上肢内侧前缘诸痛**。

2. 手厥阴经

主治一：心慌、心痛等**心脏系统病症**，以及胸胁满痛等相关病症。

主治二：心烦、异常喜乐等**心神病症**。

主治三：**上肢内侧**（包括手心）诸热、痛等感觉异常，以及手臂内侧拘挛、无力等运动障碍。

3. 手少阴经

主治一：心痛等**心脏系统病症**，以及胁痛等相关病症。

主治二：咽干、渴欲饮，入睡困难等心火炽盛表现。

主治三：**上肢内侧后缘诸痛**。

歌曰：**手三阴，治心肺，上肢内**。

无疾按：此手三阴经，主治病症大体有两个方向：一是分主心、肺二脏病症，二是上肢内侧循经出现的疼痛、拘挛、无力等感觉/运动障碍。概言之，相应内脏病与循经出现的皮肉筋骨病。由于筋骨类疾病的循经治疗，是适于所有经脉的普遍用法，治疗思路相对简单，这里不再作重点介绍。

手太阴经主治肺脏、肺系（包括气管、喉咙）及外窍（鼻）诸病，如咳嗽、喘、痰、胸闷等。这里回顾此前谈到的一个问题：手太阴经，即便是肘关节以下的部分，也是长长的一条线，如何从中选择本次治疗的"点"呢？这个问题属于选纬，或者说选部的问题，是下一章的重点。这里只略作讲解，以为示范。从肘以下的分形结构看，则下图中，位置甲对应咽喉部，乙对应胸部，丙对应腹部。

以咳嗽为例,如果咳嗽的发生,是由咽干、咽痒造成,则重点考虑位置甲;咳嗽时胸闷明显,则重点考虑位置乙;咳嗽伴有腹部症状,腹胀、腹泻等,则显然丙处更适合。十二经选穴的基本思路,大抵如是。当然,最终治疗点的确定,仍离不开取穴环节来把握。

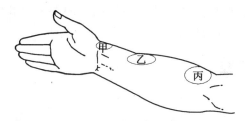

手厥阴与手少阴二经,均可用以治疗心脏诸病。中医角度看,心脏是形神合一的典范,血肉之心与神明之心,统归于心。如上所列,心痛、心悸等心脏实体病症,以及心烦、失眠等心神异常表现,都可以从二经治疗。不过,对于二经主治病症的区别,长久以来,实际上,时至今日,无疾仍无法给出令自己满意的答案。个人临床上,凡心病多重用手厥阴,而少用手少阴,《学中医》中对此已作说明。从实用的角度,似无不可。但如果求真呢?

《内经》对二经区别是这样解释的:"少阴,心脉也。心者,五脏六腑之大主也,精神之所舍也,其脏坚固,邪弗能容也……诸邪之在于心者,皆在于心之包络。"(《灵枢·邪客》)意思大体是,心为君主,身处皇城,城墙至坚不可摧,邪气无法侵入。但凡准备入侵心脏的邪气,都会在心包处被拦截,所谓"代君受邪",调治从相应的手厥阴经着手即可。至于手少阴,只是用来治疗循经出现的皮肉筋骨病,因"其外经病而脏不病"。时至今日,这个解释的说服力已经很成问题。果然如此的话,后《甲乙经》整理的手少阴八穴,岂非全出臆想?更何况《经脉》篇中手少阴主病内容显然是包括心脏病的。

对此,王居易老师也做过较深入的研究,其基本观点是:手厥阴经主治心脏供血诸病,手少阴经主治心脏节律异常及心脏瓣膜诸病。其立论基础,在于心脏的三层解剖结构。手厥阴经合心包在外,解剖对应心脏外膜与肌膜,与心脏供血关系密切;手少阴经合心在内,解剖对应心脏内膜,与心脏传导束及瓣膜联系紧密。作为一说,姑置于此,供学者自取。

最后讲一个记住经脉的小方法。对初学者而言,针灸学习有件让人头疼的事,就是关于经脉名和经脉位置。中医理论,或者说中国传统学术的特点决定,对这类问题的解释往往众说纷纭,无疾这里无意涉足。只想介绍一个实用的小方法,帮初学者更容易地记住经脉。整体而言,**三阴经,从前到后**,其排布次序依次是:**太阴、厥阴、少阴;三阳经,从后向前**,次序依次是:**太阳、少阳、阳明**。精简之:太、厥、少,太、少、明。将厥(jue)谐音作缺(que),会更好记一些:太缺少,太少明。如此反复读上 10 遍,三阴三阳的名字和位置,就可以记住了。至于具体各经的确切位置,留待《取穴》章中再讲。

二、足三阴经

4. 足太阴经

主治一:胃痛、心下痞、食欲不振、呕、嗳气、腹胀、腹痛、腹泻、便秘等**胃肠病症**。

主治二:身体困重、水肿等**水湿邪盛**表现。

主治三:舌体僵硬、疼痛,心烦等**心神困扰**表现。

主治四:**下肢内侧**(包括足大趾)肿、痛,以及拘挛、无力等。

5. 足厥阴经

主治一:疝气、阳痿、外阴瘙痒、小腹肿痛等**前阴—小腹病症**。

主治二:小便频、不畅、不通、遗尿等**小便病**,以及口渴、多饮、多尿、脚肿等**消渴病**表现。

主治三:胸闷、腹胀、呕逆、腹泻等**肝气不舒**表现。

主治四:腰痛(不可以仰)。

6. 足少阴经

主治一:口干舌燥,咽喉肿痛,吞咽困难,声音嘶哑,咳(可带血)喘,头昏沉等**气逆上冲**表现。

主治二:心烦,心悸,心痛,易怒,易惊恐,坐卧不宁,胸胁胀满等**心神被扰**表现。

主治三:饥不欲食,腹胀,小便不通,无力喜卧,面色发黑等**肾气虚弱**表现。

主治四:**背脊两侧及下肢内侧**(包括足跟及足内侧)疼痛。

歌曰:

足太阴,治胃肠,湿邪下肢内侧藏。

足厥阴,调肝气,小腹前阴小便疾。

足少阴,治上逆,腰痛神乱因肾虚。

无疾按:较之手三阴经,足三阴病症的内容明显丰富。且手三阴经主治的心、肺等脏的病症,在足三阴经(尤其是足少阴经)中也可以得到治疗。一定程度上也说明,足经可以部分替代手经,手经则难以替代足经。

足太阴经主治胃肠病与湿邪,结合其与中医脾脏的对应关系,不难理解。针灸临床治疗湿邪,足太阴经首当其冲,阴陵泉、地机、三阴交、太白,无不是祛除湿邪的大穴。或有疑问:针刺足太阴经治湿邪,并非如茯苓、薏米类渗利,也不像苍术、白术辈燥化,作用机理何在呢?

足太阴经与脾脏(胃肠)间的关系,或可以父子为喻:内脏为父,外经为子。类似的父子关系还有,肾脏与足少阴,肺脏与手太阴等。当脾脏遭湿邪所困,外在的足太阴经也会受到牵连。譬如朝廷户部尚书被奸人暗算,地方尚书大人的公子很难不被影响。当这一暗算事件刚刚发生时,尚书一家自然全力抵抗。不过,时间一久,抵抗的力量难免会衰减。毕竟,居家过日子,不能天天都在寻思上访。湿邪困脾之初,脾脏会竭力祛除湿邪,实际上,整个人体也会集中精力帮脾脏度过艰难时期。不幸的是,我们肆意冷饮,贪恋肥甘,湿邪不断累积,脾脏终于不堪重负。此时,人体还有诸多事务要处理,来自整体的眷顾不可能持久;疲惫的脾脏独力难支,外在的足太阴经于是应结累累。

针刺作为一种外来刺激,人体对之作出的反应,首先是防御。试想对尚书公子加以挑衅,用刀剑在面前比划,得到的反应一定是竭力相搏。身处朝廷的尚书,见到儿子受人凌辱,自然也会奋起,动员全部力量,帮儿子脱离险境。正是在此脾脏动员的过程中,精神振奋的脾脏,得以摆脱湿邪困扰。换句话说,脾脏集中力量,将既往羁留的湿邪祛除。须知,这种迫不得已状态下做出的防御性攻击,往往势不可当,正所谓哀兵必胜。

关于针刺足太阴经治疗舌病、心烦等,《学中医》第十一章案四中已做详细讲述,颇可参,不赘。除内脏病外,足太阴在治疗外经病方面,也有重要作用,常见者有二:膝痛和痛风。针灸临床上,膝关节内侧肿痛相当常见。上下按循,往往会在足太阴经所过处,可以发现大量湿结。推测其发病过程,当与《断法》章中拇指腱鞘炎案相似。脾胃寒湿气滞诸邪,壅塞于太阴经,聚作应结。下肢筋肉受应结影响,在承受一身之重时,易受损伤,发为肿痛。调治须疏散太阴诸结,调畅胃肠气机。痛风发生,常在足大趾跖趾关节内侧,属足太阴经,

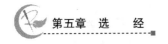

且看一则湿热痛风案。

杨某,女,63 岁 2013 年 4 月诊。

左足大趾跖趾关节内侧红肿热痛三天。初诊时痛不可忍,不能行,红肿明显。察脉,右关独盛大。舌苔略厚。察足太阴,阴陵泉处压痛明显,地机附近有松软应结,三阴交-复溜附近湿结象明显。

此太阴湿热下注,宜疏通清利。于上结处留针,公孙浅刺,配三里。约 30 分钟,右关大减。起针,再察痛处,见细小络脉数条,刺令出血。痛仍不见缓解。再刺左小指末节,血出如涌。待血止,刺右尺泽、鱼际,嘱活动右足大趾。约十分钟,诉疼痛略缓解,活动稍自如。再察右关已平复。嘱服四妙丸,每日两次。

次日复诊,右脉略滑,复针刺如前法。痛觉减轻,仍较严重。第三日电话回访,痛已大减,行走已无碍。嘱继服四妙丸,每日一次善后。

无疾按:痛风发作时,其疼痛苦楚难忍。以上分从太阴经疏泄、患处局部刺络泻血,远端同侧刺络求感、对侧同经纬处(鱼际)调气求应,颇费周折。再以四妙清热利湿,始得安。外经病调治的几条常用思路,大备于此。

关于足厥阴经,这里有必要先对"厥阴"这个名字做些解释。仔细观察经脉名会发现,三阴三阳的名字中,除了太少阴阳的组合,还有"厥阴"、"阳明"。太阴、少阴、太阳、少阳的名字,是"两仪生四象"的结果,在中国传统文化中比比皆是;唯厥阴、阳明二者,为中医学所特有。学生时代,无疾对此即耿耿于怀,不明其理。直至读到黄龙祥老师《中国针灸学术史大纲》。黄老师考证的结果是:**厥阴的本义与阴器有关。**

本义既明,《内经》中对足厥阴经主治病症集中在小腹-前阴部的特点,也就可以理解了。小便病,从部位上看,直属前阴,自然也归属于足厥阴经。不过,今天针灸临床上,足厥阴经最常见的用法,是调肝气。因情志不舒引起的各种病症,都属足厥阴经主治范围。尤其是那些因情志不舒而表现在小腹前阴部的病症,如女子痛经、月经不调、带下病,以及男子阳痿、遗精等。

至于与津液代谢相关的口渴、多饮、多尿等病症,古称"消渴",约等于今天常见的糖尿病。现代社会,糖尿病发生年龄下沉,个人经治的几位糖尿病患者,都是二三十岁发病,无不与高度紧张的工作状态有关。从这个角度看,通过针刺足厥阴经畅达肝气,对糖尿病的治疗大有裨益。此外,足厥阴主治病症中另有一点颇具特色，即腰痛不可以仰。第十一章《治法Ⅱ》中讲到一例厥阴腰痛案，可参。

足少阴经主治病症，主要包括气逆上冲、心神不安，和肾气虚弱三大类。从中医肾脏主水、主藏精的角度，可以给出比较合理的解释。肾主封藏沉潜，精气不足时，封藏之力不及，沉潜之势难维。自然界中本性趋升散者，一为风，二为火；在人体内则是气和火。今封藏不固则气泄，沉潜无力则火逆。更有甚者，气随火逆而生风，风借火势，火助风威，如此风火相煽，冲逆之势大彰。火气逆而上冲于头部口舌咽喉诸窍，以及作为五脏华盖的肺，并可扰乱在上的心神，而成诸症。

仔细观察会发现，足太阴经也有治疗"气逆上冲"的作用。所不同的是，足太阴治疗的气逆主要发生在胃，如呃逆、嗳气、呕吐等。推究其理，与少阴主治的上逆有所不同。少阴病出现火气上逆，根在封藏沉潜之力不及；太阴病见胃气上逆，多因胃不堪重负。通常状态下，土地承载化生万物，所谓"厚德载物"。不过，土地承载万物需要一个前提：厚。没有一定的厚度，不堪重负，土地会塌方。胃要接受饮食物，同样需要比较强健的胃气。胃气不足，不堪重负，胃不会轻易塌方，但会通过上逆的形式，把多余的负担排出去。值得一提的是，上逆发生时，无论太阴、少阴，都只是暂时的令逆气缓解，真正的治疗，必须重视培本固原，即益肾精，培脾土。

三、手三阳经

7. 手阳明经

主治一：牙痛、口干、鼻塞、鼻涕、鼻血、咽喉肿痛、耳鸣、耳聋、目昏等**口鼻官窍诸症**。

主治二：颈部肿痛，肩痛不举等**颈肩痛**症。

主治三：**上肢前缘**(包括食指)诸痛。

8. 手少阳经

主治一：耳聋、耳鸣、耳后痛、面颊肿痛、咽喉肿痛、外眼角痛等**头面侧部**诸症。

主治二：颈项肿痛，左右转动不利，肩痛不举等**颈肩痛**症。

主治三：**上肢外侧**(包括无名指)诸痛、拘挛、无力等症。

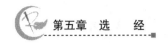

9. 手太阳经

主治一：咽喉肿痛、耳聋、耳鸣、耳痛、目昏等**头面官窍**诸症。

主治二：**项背腰痛**，运动不利。

主治三：**上肢后侧**（包括肩、腋、臂、肘、腕、小指）诸痛、拘挛等症。

歌曰：

手阳明，口齿鼻，上肢前痛肩不举。

手少阳，治耳疾，上肢侧痛转不利。

手太阳，主肩臂，项背腰痛耳目疾。

无疾按：关于手三阳经，有必要多作一点解释。

先看一下手三阳与脏腑的关系。《灵枢·经脉》篇中将手阳明经与大肠相配，手少阳配于三焦，手太阳配于小肠。这种配合一旦以经典的形式确定下来，对后世两千年形成了极为深远的影响。时至今日，手三阳经仍被广泛称为"大肠经"、"小肠经"和"三焦经"。实际上，近几十年来，尤其是1973年长沙马王堆帛书出土以来，经过针灸理论工作者的深入研究，手三阳经与脏腑的关系，已经比较清晰地呈现在世人面前。

马王堆出土的帛书《阴阳十一脉灸经》中，手三阳经的名字与其他经脉明显不同：手阳明经被记作"齿脉"，手少阳经"耳脉"，手太阳经"肩脉"。从这样的名字中，看不出经脉的阴阳属性，或者与脏腑之间的任何联系。能看到的，只是身体上一些特定部位：齿、耳、肩。学界的看法，较之阳明、少阳、太阳，这种命名方式更为古朴。也正是从这几个古朴的名字上，经脉的本初含义才在沉寂两千年之后得以重见天日。

"齿脉"，通往牙齿的脉，可以诊察牙齿病症的脉，可以治疗牙齿病的脉。耳脉、肩脉，其义无二。从《内经》各篇中记载的，手阳明经主治病症来看，确实主要集中在牙齿、口鼻、咽喉，以及耳目等，以牙齿为中心的头面官窍上。手少阳、手太阳的情况大体相似，其主治病症分别集中在耳周围和肩颈周围。实际上，上文提到的厥阴脉，究其名号，与这里的齿脉、耳脉等理均一致，即以诊治部位为该经脉命名。

相反的，今天广被熟知的大肠经、三焦经、小肠经等名字中体现出的，手三阳与腑之间的特定关联，在《内经》等经典文献中，基本找不到与治疗实践相关的支持。也就是说，《灵枢·经脉》篇虽将手阳明经与大肠在形式上连在一起，但二者间实际的关联,并不像手太阴与肺、足少阴与肾那样紧密。换言之,《内经》中**手阳明经主要治疗口齿周围病症,而非大肠病**。同样的,**手少阳经主治耳周病症,而非所谓的三焦病;手太阳经主治颈肩病症,不治小肠病**。

以上是手三阳经主治病症的概要介绍,旨在拨乱反正。希望深入了解手三阳经与脏腑之间的种种离合原委,推荐赵京生老师著作《针灸经典理论阐释》,这里不再深究。整体来看,手三阳经主治病症包括三类:头面官窍病、颈肩病和上肢病。沿用外经病与内脏病的提法,则**手三阳经治疗范围主要在外经病方面**。三者的区别,主要体现在经脉分布上:**阳明在前、少阳在侧、太阳在后**。

从官窍看,手阳明主治口鼻,手少阳主治耳疾,手太阳主治目疾。在头面部,手阳明主治面部(目以下),手少阳主治颞部及侧头部,手太阳主治头部(尤其是后头部)及额部。在颈项部,手阳明主治颈前肿痛,手少阳主治颈项两侧及肩井区筋肉僵硬,手太阳主治项部,上贯后头部,下及背部。在肩部、上肢部,同样是手阳明治在前,少阳在侧,太阳在后。

四、足三阳经

10. 足阳明经

主治一:面痛、红赤、怕冷,鼻塞、鼻涕、鼻血,口眼歪斜、口唇肿痛、咽喉肿痛、声音嘶哑等**头面官窍**病症;以及胸痛、乳房结痛、腹部肿痛等**胸腹部**疾患。

主治二:易惊恐、幻视、抑郁、躁狂,乃至登高而歌,弃衣而走等**精神**疾病。

主治三:易饥饿、胃胀、呃逆、嗳气、腹胀、腹痛、便秘等**胃肠**病症。

主治四:**下肢前方**(包括大腿、膝、小腿正前方,及足面、足中趾)疼痛、无力等。

11. 足少阳经

主治一:耳聋(尤其是突发耳聋)、耳前痛、外眼角痛、面颊肿痛、偏头痛等**头面官窍**病症;颈项两侧(包括甲状腺)肿痛、结节、溃烂,缺盆(即锁骨上窝)痛,腋下(包括淋巴结)肿痛、溃烂,两胁(即从腋下至肋骨尽头的部位)肿痛、乳房(外侧)痛等**躯干两侧**病症。

主治二:口苦、喜叹气、胸胁胀痛不能转侧、面色发青等**肝胆**病症。

主治三:**下肢外侧**(包括足背外侧及足四趾)诸疼痛、无力等。

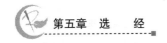

12. 足太阳经

主治一：头痛、头重、枕部痛、目痛、目昏、流泪、鼻塞、鼻涕、鼻血、耳聋、耳鸣、失音等**头面官窍**病症；以及项背痛、僵硬，牵引缺盆部，胁部疼痛，肩胛部疼痛、肩不举，腰脊痛，反折（即背脊向前弯曲），臀部痛、痔疮等**躯干背后**病症。

主治二：疯癫、躁狂等**精神疾病**。

主治三：**下肢后方**（包括足跟及足小趾）诸疼痛、无力等。

歌曰：

足阳明，主身前，胃肠气滞神不安。

足少阳，主两侧，调肝气。

足太阳，主背后，治癫狂。

无疾按：足三阳经主治病症，与前面的手三阳和足三阴都有比较密切的联系。首先，在所主头面官窍病方面，阳经的同名经之间内容基本一致：手足阳明皆主口鼻咽喉，手足少阳皆主耳及外眼角，手足太阳皆主目疾，只是足太阳主治官窍病范围更广。相比之下，阴经同名经之间，这种相似的规律并不明显。其次，足经的表里经之间，也有相似的主治规律。足阳明太阴皆主脾胃病，足少阳厥阴均治肝（情志）病，足太阳少阴均主治腰背痛。而手经的表里经之间，这种关系不明显。

具体来看，足阳明经在身前，面部官窍、胸部、腹部，均处同一经线范围，故能通治；腹部诸脏腑中，以胃肠位置最近于前，因而善于调治。二者都比较好理解，唯有精神病症一节不太容易懂，这里着重讲一下。

神，最喜清净，恶躁扰。而各种邪气中，最容易扰乱心神的，莫过于火热。足阳明经与胃相合，脾胃主持水谷受纳，气血化生。所以诸经脉中，以阳明气血最为充盛。而充盈的气最易化火，所谓"气有余便是火"。如果体内热邪炽盛，阳明往往首当其冲。进一步，如果体内热邪亢盛，扰乱心神，欲清热泻火，从阳明入手便是自然的选择。也就是说，足阳明经主治神志病，关键在于其阳气隆盛的经脉属性。以下看一则精神分裂致胸闷案。

李某，女，31岁，2014年5月诊。

诉胸部憋闷欲窒息3天，极痛苦面容，目光散乱，双眉紧蹙，鼻息粗，连呼"难受"不已。由两人搀扶走入，进房间即扑倒在床上，辗转。执脉左寸滑数而大，右关滑数。舌红。

针百会、神聪、承浆、膻中、中脘，足三里、上巨虚、三阴交。约十分钟后，左寸滑数象转为弦滑，左关弦硬，右关弦。时人渐安静。针阳陵、左太冲。再约十分钟后，左寸右关渐平，左关转缓。再约五分钟后，六脉大安，起针。时面带笑意，诉胸闷大减，呼谢不止，步履轻松离去。

一周后复诊，一人陪同，神情自若，诉胸闷自上次针后已大减，为巩固疗效而来。执脉两关仍弦。加减针刺如前法，至脉象安和而起。因路途遥远，治疗不便，嘱以加味逍遥丸善后。约三个月后，电话联系，诉症状复发，在安定医院诊为"精神分裂症"，已收住院治疗。

无疾按：经询问得知，此患者诸症直接源于姐妹间的冲突。积于两人心中的怒气，在外出游玩途中暴发，气郁化火，席卷心肝，扰动神明，故发病如此。当其火热炽盛之时，亟需泻热安神。重用头部百会、四神聪、承浆，镇上冲之火势；从膻中、中脘，出胸腹邪热；再取足三里、上巨虚，重刺阳明直泻其火；辅以三阴交从阴收敛，安抚胸中气机。从脉象看，火热势减，郁闭显现，因知火从气郁中来，气郁生风又助火势，势乃大彰。直至六脉调和，此轮风火相煽而成的乱象总算大体平息。不过，如此心病发生，非一人一日能成；背后支持病情的心性状态，及家庭氛围不做调整，终难根治。

足少阳主一身之两侧，其理甚明。其善于疏解肝气之郁闭，从其部位所在，理解也不太难，这里只提示一点，关于乳腺。乳腺增生是女性常见病，多为痛、胀所苦。从部位看，乳房所处在胸部正前方，主要归足阳明经所属。不过，临床所见的增生患者，其结节多出现在乳房两侧，当属足少阳经。细心考察会发现，增生初见时，往往从外侧开始，呈片状或小结节状；随着病势发展，结节可以变多、变大、变硬；其范围也可以从乳房外侧扩大至内侧，脾胃素有气滞寒凝湿盛者更明显。迄今所见最严重者，整个乳房硬如石块，经前疼痛不可着衣。

也就是说，乳房主体虽处阳明，但乳腺增生如果只发生在两侧，则属少阳病，须以足少阳经为主，配合厥阴、阳明治疗。增生并见于内侧者，则少阳、阳明皆病，须同治。针灸强调部位，选经治疗的依据，不离经脉属地，于此可见一斑。

足太阳主身后病，是治疗颈腰椎病的重要经脉。因环行于整个头脑部，与脑关系紧密，故又能治疗癫狂等精神类疾病，无甚难解处。这里重点讲一下关

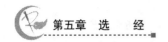

于足太阳与小便病。与上文手三阳经相似,《经脉》篇中将足太阳经与膀胱相连,从形式上令十二经脉系统趋于完美。但足太阳与膀胱之间的关系是否密切,足太阳经是否可以用来治疗小便病呢?

首先,《经脉》篇列举的足太阳经主治病症中,并未提及小便病。不仅如此,作为《经脉》篇祖本的《十一脉灸经》,以及上文提到的,较系统论述经脉病候的《内经》诸篇中,无一涉及足太阳经治疗小便病。《内经》中提到此内容者,在《灵枢·癫狂》中有一条,"内闭不得溲,刺足少阴、太阳与骶上以长针"。

除此以外,《内经》中凡论及足太阳经治疗小便病,必有一条件,即足太阳之腘窝部,可用治小便病。如《灵枢·四时气》说:"小腹痛肿,不得小便,邪在三焦约,取之太阳大络。"所谓太阳大络,即膝后腘窝部的粗大静脉。因足太阳经两处大穴,委中和委阳,位于此处,故《灵枢·本输》、《灵枢·邪气脏腑病形》等篇中,均明言此二穴可用治小便病。以此为据,则上面《癫狂》篇所讲的"太阳",或亦指此二穴处而言。也就是说,**并非足太阳经可治疗小便病,而仅是足太阳腘窝部的二穴方有此效**。将此二穴的主治归纳为经脉主治,显然是欠妥的。至于此二穴主治小便病的机理,与分形原理有关,留待《选穴》章中详解。

以上即是对十二经脉主治病症的大体介绍,对针灸临床选择经脉,或可提供些方向和思路。经之所以为经,是因其不变。与分形理论指导下的选纬相比,经脉主病的稳定性要好得多。所以,作为初学者,从十二经主病入手,学习如何选择恰当的经脉施治,是针灸治病的基础。至于落实到如何选穴,即选择具体治疗点或治疗范围,将在下一章继续探讨。

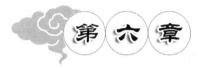

选 穴

针灸治疗,只有落实到具体部位上,才可操作。具体部位的确定,如上一章所讲,需要经度、纬度和深度。经度确定的方法,从上一章可以得到基本的解答。本章中将着重讨论后两者,尤其是纬度。

一、传统腧穴理论

传统针灸理论中,纬度的确定,在形式上主要由一套理论来指导,即腧穴理论。所谓腧穴理论,大体包括几部分内容:五输穴、原穴、络穴、下合穴、郄穴、背俞穴、募穴、八会穴等。通行《针灸学》教材中,这部分内容,并未冠之以"腧穴理论",而是名之曰"特定穴"。

初学者乍见这许多新名词,难免瞬间感到一头雾水。别着急,我们对事物的认识,都是从分类开始的。以上腧穴理论大体可以归为三类:①四肢部,包括五输穴、原穴、络穴、下合穴、郄穴五种;②躯干部,包括背俞穴和募穴;③部位特征不明显者,即八会穴。其中,八会穴立论与其他主流腧穴理论不合,用以指导选穴,价值在补充而非主干,这里不做重点介绍。

1. 四肢部选穴

这是腧穴理论中内容最丰富的部分,而丰富往往意味着复杂。单就五输穴、原穴、络穴、下合穴、郄穴这些名字,已经够初学者茫然无从了。实际上,如果没有近几年的理论研究经历,以及多位学者殚精竭虑的详实考证,无疾自己对这些腧穴理论的认识,也只是停留在教科书上列出的干巴巴的定义,和早已烂熟于心的几首歌诀上,虽然在中医针灸的领域内已经探索了20年。

作为入门级学习,无疾在四肢部腧穴理论中,只推荐两类:原穴和下合穴。

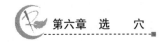

再进一步,推荐**五脏原穴,和胃、肠、胆的下合穴**。如上文所讲,对针灸临床来说,腧穴理论最有价值的地方,在于提供了纬度的确定方法。在四肢部,针灸选穴的难点,不在外经病,而在脏腑病。外经病,往往可以直接观察到发病的部位和性状,通过下文要讲到的分形方法,确定纬度其实并不太难,但脏腑就不同了。

中医理论中的脏腑,与实体内脏的关联紧密,但又不尽相同。具体知识,可以回顾《学中医》中的相关内容。对于一个虚实交织的脏腑(核心是五脏)理论模型,谋求诊断结果与治疗选穴之间的关系,不借助五脏原穴理论,很难实现。也就是说,如果通过前面诊法、断法的环节,发现患者病位所在,属中医五脏中某一脏的问题,那么相应脏的原穴就在可选范围内了。简言之,**五脏病选五脏原穴**。

具体来看,五脏原穴分别是:肺原太渊,心原大陵,脾原太白,肝原太冲,肾原太溪。细心的读者或已发现,大多数五脏原穴的名字中,都有个"太"字,唯独心的原穴是"大陵"。实际上,古代"太"、"大"不分,可以混用。也就是说,五脏原穴均以"太"为名,以示其重。《灵枢·九针十二原》说:"五脏有疾,当取之十二原……五脏有疾也,应出十二原"。是说五脏疾患,须从原穴求治;五脏疾患,往往在原穴处见到异常反应。所讲的十二原,主要就是指五脏原穴来说的。为方便记忆,将五脏原穴整理歌诀如下:

肝心脾肺肾,冲陵白渊溪。

无疾按:此歌诀无韵无意,不便记忆。这里提供一个小方法,希望对记诵有所帮助。令狐冲和岳灵珊,在白色大石上练剑,背后是万丈深渊,旁边是涓涓溪流。至于五脏原穴的重要,无须再作强调。唯有一点需要说明,无疾个人临床上极少用太渊穴。太渊所在,即中医诊脉的寸口处,其所候脉动即是桡动脉搏动。在大动脉附近,针刺多有不便。故遇肺脏病,个人更倾向于从手太阴经孔最穴附近,或足少阴经选穴治疗。

五脏病可以选原穴,那么六腑病症,该如何选穴呢? 在选穴之前,有必要把六腑病简单介绍一下。中医诊断学中,强调脏而淡化腑,很多情况下,将胃肠病统归于脾,将胆病归于肝,膀胱病归于肾。在针灸诊疗时,这种方法可以凝练病位,方便学习和掌握,但同时也有局限。比如将胃肠病统归于脾,足太阴经备受重视,那么足阳明经的价值何在呢? 胆病归于肝,则足少阳经何时启用?

实际上,关于六腑病,《灵枢·邪气脏腑病形》《灵枢·四时气》等篇中有专门论述。现参合个人临床实践,择其大略如下:

胃病:胃痛,胃胀,心下痞(堵塞不通感),饮食减少;

肠病:腹痛,腹胀,肠鸣,腹泻,便秘;

胆病:口苦,心慌,易惊恐,喜叹气,咽部异物感;

膀胱病:小腹肿痛,以手按之,即欲小便而不得。

三焦病:小腹胀满肿痛,不得小便,水肿。

以下分别来看。按《内经》的说法,小肠"受盛",大肠"传道",前者是消化吸收的主要场所,后者是糟粕传送的通道,这与现代对大小肠的认识基本吻合。不过,如果站在中医断法的角度,要从症状上对二者加以区别,会发现难度相当大。举例来看,腹泻似乎更多与小肠消化有关,但大肠受寒,传导失司同样可以腹泻;反过来,便秘似乎更多与大肠传导有关,但如果小肠气滞,难以推动,同样可以便秘。实际上,如果进一步将范围放大至胃,还会发现,想要截然对胃、肠病做区分,也有一定困难。比如腹胀多因小肠化物不利所致,也可因大肠传导失职引起,但如果胃气虚弱无力消磨出现的胀满,又该属于是肠病还是胃病呢? 问题来了,如果胃肠(尤其是大小肠)病位所在不易区分,如何根据病位来选择治疗部位呢?

这一点上,六腑下合穴理论,可以给我们很大启发。胃合于足三里,大肠合于上巨虚,小肠合于下巨虚。从图上不难发现,三穴同居足阳明经小腿段,彼此相临。从无疾有限的针灸临床经验看,"三里-巨虚"区域,是胃肠病出现异常反应的极重要部位,结节、条索、僵硬等应结现象很是常见。也就是说,但见胃肠病症,"三里-巨虚"部即在可选范围。

再看胆病。熟悉中医脏腑辨证的朋友一望便知,上文罗列的胆病表现,今天多归于肝。从肝选穴,原穴太冲为首选;从胆选穴,则下合阳陵泉是首选。纯理论上,二者似乎仍有继续分辨的必要。不过,站在针灸临床的角度,选穴至此,已经可以大体满意了。至于最终从何处着手治疗,尚有取穴环节作为凭据。脾胃病,从太阴选原穴,还是从阳明选下合穴,也是类似的问题。虽然《内经》有"胀取三阳,飧泄取三阴"的提法,即腹胀选足阳明,腹泻选足太阴,无疾这里想说的是,选穴至此,剩下的工作就交给取穴吧。

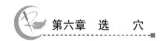

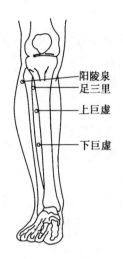

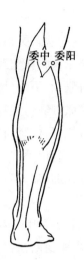

再看膀胱病选委中。所谓膀胱病,主要指小便病,且尤指小便不畅不通,中医所谓"癃闭"。回顾上一章《选经》会发现,如果从经脉的角度,小便病主要由足厥阴,而非足太阳经主治。问题来了,如果足太阳经对小便病没有特异的治疗作用,该经上的委中穴,如何能治疗小便病?毕竟,历代医家对委中穴主治病症的记载,始终强调的是"腰腿病",还有所谓"腰背委中求"的说法。这个问题涉及分形,且待下文详讲。

最后看三焦病。三焦本身有名无实,是个虚设的概念。在中医药理论体系中,这个概念可以指导所谓"三焦辨证",以及创设相关方剂如"三仁汤"等。但在一个相对务"实"的针灸理论体系中,这个虚设概念,如果不能落到"实"处,其指导价值难免会大打折扣。毕竟,针灸需要在身体上找到一个明确的、实在的点,来治疗。从《内经》对三焦病的描述看,其实与膀胱病大体相同。再看膀胱、三焦的下合穴,前者为委中,后者在委阳,同属足太阳经,且都在腘窝处,距离很近。换句话说,站在针灸临床的角度,遵照《内经》下合穴理论,遇小便不利,即可从委中周围选穴治疗。现仍以实用为原则,整理六腑下合穴,歌曰:

肝胆阳陵求,胃肠三里巨。

2. 躯干部选穴

躯干部腧穴理论,主要有背俞穴和募穴两类。背俞在背,募穴在腹,是指导脏腑局部选穴的重要理论。一般认为,**五脏病主要选背俞穴,六腑病主要选**

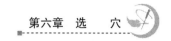

募穴（出《针灸聚英·铜人指要赋》）。

先看背俞。较之五脏原穴，五脏背俞穴的名称，肺俞、心俞、肝俞等，已经完全包含了相应内脏名，不存在选穴层面的任何困难。而且各背俞穴的位置，基本都在相应内脏附近，从局部选穴治疗，也容易理解。至于各穴的定位、取法，留待《取穴》章再行详解。

相比背俞，募穴的选择显得更为复杂。一则脏腑募穴名不如背俞穴般简洁明了，二则募穴分布凌乱，不似背俞规整成列。以下按其所在，分部罗列如下：

胸部：肺募中府，心包募膻中，心募巨阙；

腹部：胃募中脘，大肠募天枢；

胁部：肝募期门，脾募章门，肾募京门，胆募日月；

小腹部：膀胱募中极，三焦募石门，小肠募关元。

自学针灸的难点之一，即存在大量腧穴名，纷繁复杂，加上其定位、主治、刺法，乃至现代增补的解剖知识。全部靠记忆的话，确实令人头痛。从以上十二募穴，即可见一斑。实际上，无疾对中医爱好者的建议是：**不必大量背诵**。一些腧穴，如膻（shàn）中、中脘（wǎn）、天枢、关元，无须记忆，很快就会熟悉，因为常用。而另外一些，如巨阙、石门、中极，不记也罢，毕竟应用机会较少。又有一些穴，如中府和胁部诸穴（期、章、京门，日月），嫌其针刺操作危险较大，又非完全无法替代，作为爱好者不学也罢。考虑到常用性、安全性，结合无疾个人临床体会，对募穴理论指导下的胸腹部选穴，给出建议如下：

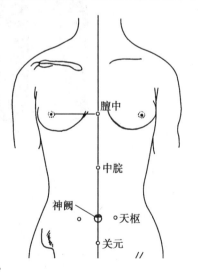

心肺疾患，可选膻中及其上下（即胸骨中点附近）；

胃肠疾患，选中脘及其附近（肚脐上方，包括上脘、下脘等）；

肠病，选天枢及其左右（肚脐两侧）；

小腹疾患，选关元及其附近（肚脐下方）。

歌曰：

心肺膻中胃中脘，肠用天枢下关元。

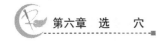
二、分形理论

关于分形的原理,在第二章中已经做过详细介绍。这里主要讨论,在分形理论指导下,如何选穴。分形结构复杂,《针理》章中曾以四级分之,在临证选穴时会带来诸多不便。以下仅以实用为原则,重点介绍两类四肢部分形结构的选穴方法,即肘膝关节以下的大分形结构,与腕踝关节以下的小分形结构。

(一) 肘关节以下大分形结构

先看上肢。从形上看,如果以双手握拳,手心相对,小臂贴紧,则形成与人体上下、前后、左右一一对应的大分形结构。整体来看,手/腕/小臂,分别对应头/颈项/躯干;拇指侧对应面部胸腹,小指侧对应头项腰背;左右手臂分别对应左右半身。以下分部来看。

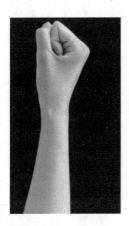
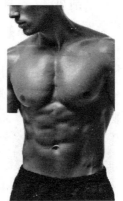

1. 手-腕部

大体:虎口对应面部,手背对应侧头部,小指侧掌部对应后头部。手心、手指对应脑。

常用穴解读:

合谷。在虎口处。对应面部。通治**面部诸疾**,有"面口合谷收"之说。前文讲到十一脉中,合谷所在的手阳明经被称为"齿脉",结合此处分形,凡口齿眼鼻诸疾,合谷均可选。

无疾按:本章中,在描述穴的位置时,通常采用较模糊的定位方式,这或许更符合针灸临床的特点。因为这里讲到的选穴,要在把握方向,确定大致部位。具体穴的精确取法，亦即针刺点的最终确定方法，留待《取穴》章详解。

中渚。在手背上，四五掌骨间。对应侧头部。通治**侧头部诸疾**，如偏头痛、耳鸣耳聋、下颌脱臼等。

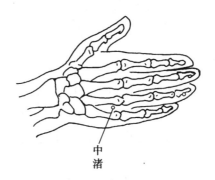

中渚

　　无疾按：读大学时就有疑问，四五掌骨间有要穴中渚，那么三四掌骨间、二三掌骨间为什么就没有穴呢？了解分形后，方感豁然。手背部与整个侧头部之间，都存在对应关系，那么理论上，各掌骨间都应该有相应的治疗价值。不过，个人临床观察的结果是，中渚所在的四五掌骨间，的确是几个部位中应结最常见，且治疗效果最显著的部位。

　　后溪。在小指侧赤白肉际上，微握拳，掌纹尽头处。对应后头部。通治**后头部诸疾**，如头痛连项背，项部僵硬等。

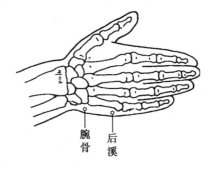

腕　　后
骨　　溪

　　无疾按：这里涉及一个在取穴时极常用的概念，赤白肉际，有必要介绍一下。在手足掌面与背面之间，都可见一条边界线。通常以手足背为赤肉，手足心为白肉，故将其边界称为赤白肉际。不少重要的穴，都分布在此肉际

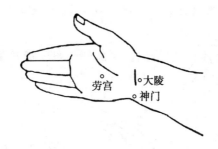

线上。

大陵。在手厥阴经上,腕横纹中点。对应颈项内之食道血管神经等。主治**神志病**。如疯癫、躁狂、异常的喜怒悲恐等。

神门。在手少阴经上,腕横纹处。对应脑干部(脑与脊髓的结合部)。主治**神志病**。

劳宫。在掌心中央。对应脑。针此处甚疼,除**昏迷急救**外通常不作针刺治疗部位。这里有一点小经验可以分享。**失眠入睡困难**者最感痛苦的一件事是,时间已经很晚,却无丝毫困意。此时用拇指以中等力度按揉劳宫穴,通常不超过十秒钟,就会打第一个呵欠;继续按揉不超过一分钟,通常会感到眼皮沉重,困意渐浓。

十宣。即十指末端。对应脑。除**高热或中风急救**外,很少用到。火热炽盛,其势上冲;内风上逆,直冲头脑。十宣刺血,从外周泻头脑之风火邪,风火势可减。

无疾按:这里讲到的穴,可以参照教科书记载的标准定位方法来找。不过,标准化的腧穴定位方法,往往把穴的范围精确到一个点;这里介绍的选穴方案,更多时候会注重一个区域。针刺治疗,最终一定会落实到某个点上,但这个点,需要通过"取穴"环节,才能最终确定。

学习中可能遇到的另一个问题是,面对大量穴名,初学者记忆难度较大。实际上,在以上分形理论的指导下,会发现,穴名的价值主要在标识部位,而真正有意义的是部位本身。此名实之间,犹如月亮与指向月亮的手指,又如彼岸与到达彼岸的舟楫,已见月,已达彼岸,还要手指和舟楫作甚?

2. 小臂部

小臂部诸穴定位时,因其经脉分布特征明显,常作为标示位置的重要参照。现对手六经大体分布简要回顾如下表:

手三阴		手三阳	
手太阴	上肢内侧前缘	手阳明	上肢外侧前缘
手厥阴	上肢内侧中线	手少阳	上肢外侧中线
手少阴	上肢内侧后缘	手太阳	上肢外侧后缘

大体：小臂前方对应胸腹部（腕后高骨处对应咽喉部），两侧对应胁肋部，后方对应项腰背部。内侧对应躯干部内脏。

常用穴解读：

尺泽。在手太阴经上，肘横纹处。对应小腹部内脏。治疗**腹痛**、**腹泻**等。

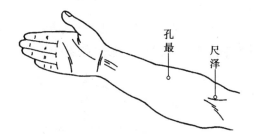

无疾按：就无疾目力所及，尺泽穴下方至孔最的区域，是手三阴经中，应结发生率最高的部位。从经脉考虑，此属手太阴，与肺脏相应。但实践中，此处见应结者，肺脏病的机会并不太多，而每见脾胃虚寒气滞象。如此从分形考虑，较之经脉更贴近实际。之前从尺泽放血治腹泻的经验，以及拇指腱鞘炎案中的选穴思路，也都由此分形结构中来。

孔最。在手太阴经上，肘横纹与腕横纹中点上方。对应腹部内脏。治疗**咳嗽**、**腹胀**等。

无疾按：《针灸学》教材中每以此为咳血要穴，不过无疾本人临床经验有限，尚未治疗过咳血的病例，实不知以此穴为主，治疗结核、肺癌咳血之类的病症，其效如何。不过，尺泽至孔最的一段，如前所言，常见应结，是重要的治疗部位。且至孔最，从对应看，其位置已近腹，故咳嗽兼腹胀食积等腹部表现时，更为常用。因肺脏原穴太渊针刺不便，无疾自己常以此穴代之。

内关。在手厥阴经上，两条肌腱之间，腕横纹上方。对应心胃。主治**心脏诸疾**，**胃诸不适**。

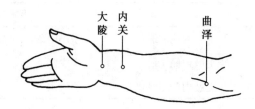

无疾按：内关在经脉与心相关，从分形仍与心对应，如此横竖（经纬）相应，须重视。对心脏疾患出现的胸闷、心慌、心痛等，有较好缓解作用。此外，从位置上看，心、胃距离很近，常有疼痛发生时，将二者相混的情况。针灸方法注重从部位调治，故以内关治疗，二者无别。对于单纯胃病见的表现，如胃痛、恶心、呕吐等，内关均在可选之列。

手三里。在手阳明经上，肘横纹下方肌肉隆起处。对应腹部脐周。通治**阳明经所涉之肩肘腕手诸疾，**如肩周炎、网球肘、腱鞘炎等。

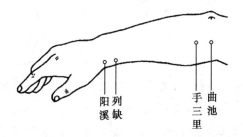

无疾按：三里穴手足各一，上下相应。足三里穴及其附近，是主治胃肠疾患的大穴。但手三里穴，虽从分形上看，同样与腹部脐周相应，但临床选用治疗胃肠疾患的机会，远远低于足三里，而主要作为治疗上肢外经病的大穴。言及理，或因胃肠本在下，按手足上下的原则，本非手经所长。

列缺。在手腕上方（近肘端），手阳明经上。对应咽喉部。主治**咽喉不利。**如外感、内伤引起的咽痒、咽干、咽痛、咳嗽（咽部不适所致）、声音嘶哑等。

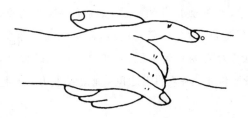

无疾按：这里将列缺标于阳明经，而非标准的手太阴经，是仅从部位着眼。列缺所在，与脉诊部位正好相应。腕后高骨内侧的脉动处即寸口，高骨外侧两骨间隙即列缺。按部所处，当属阳明。

外关。在手少阳经上，腕横纹上方。对应颈项肩胸外侧。通治**颈项肩胸外侧诸疾**。如颈侧僵硬，转头困难，肩井僵硬，肩侧面疼痛，运动不利等。

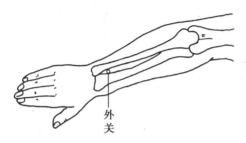

无疾按：外关是上肢部最重要的大穴之一，临床应用范围之广，仅次于合谷。泛言之，但见少阳经病，皆可调于外关。

（二）膝关节以下大分形结构

再看下肢。双腿并拢，双脚贴紧，也可以形成与人体一一对应的大分形结构。整体来看，足/踝/小腿，分别对应头/颈项/躯干；正面对应面部胸腹，后面对应头项腰背；左右分别对应左右半身。以下分部来看。

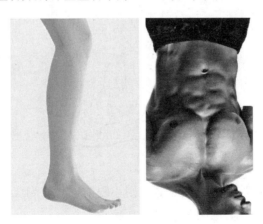

1. 足-踝部
大体：
直立或坐位，两脚相对靠紧，两内踝贴近，如上所示。则足内侧对应脑，足

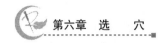
大、二、三趾及其上方区域对应面部,足四、小趾一线对应头侧部,足心对应后头部。足踝对应颈项部。

常用穴解读:

照海。足跟内侧,对应脑,且靠近咽喉部。主治**失眠**、**咽喉诸疾**。

申脉。足跟外侧,对应头两侧。主治**失眠**。

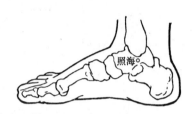
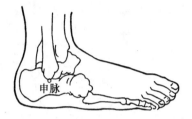

无疾按:此二穴内外相对,是《内经》中治疗失眠的要穴,传统理论从跷脉作解释。实际上,从分形看,此二穴直接对应头脑部,一内一外,非常直观。

太溪。内踝与跟腱之间凹陷处,对应脑干部(脑与脊髓的结合部),与手腕神门相应。

无疾按:多了分形角度来观察人体,犹如见到某个熟悉的事物,展现出一个全新的面貌。太溪穴,从上文五脏原穴中可以了解到,与肾脏直接相关。从分形看,和脑髓相应。从位置看,处一身之底。从形态看,又如水注。贯穿来看,肾-髓-下-凹,从外形到内涵,太溪集肾水相关诸性于一身,有趣。

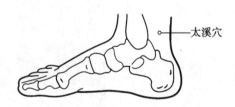

2. 小腿部

大体:两脚并拢,小腿内侧贴紧。则小腿前方对应胸腹部,后方对应项腰背部,外侧对应胁肋部,内侧对应胸腹内脏。

常用穴解读:

阴陵泉。胫骨后缘,膝关节下方。对应小腹部内脏。主治因**湿**、**寒等邪气导致的脾脏诸疾**,如腹泻、腹胀、腹痛、便秘等。

地机。在胫骨后缘,阴陵泉下方。对应脐周内脏。主治同阴陵泉。

无疾按:从经脉看,足太阴经是体内湿邪最容易聚集的地方。与阳经相比,阴经自身的"阳气"偏于不足。譬如一栋写字楼,有朝南的房间(阳明经),有朝东西的房间(少阳经),和朝北的房间(太阳经)。同时,在内部还有些房间,没有直接对外的窗户(三阴经)。论及所获阳光多少,三阳房中,即使是朝北的太阳房,总还有机会被太阳照耀;但三阴房就只能全天靠日光灯照明了。阳光照不到的地方,水湿就很难消散,相信住过压阴房的朋友都有深切体验。

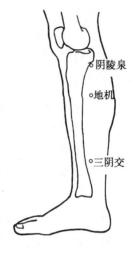

与太阴经直接相关的胃肠,是体内水谷运化的主要场所。换句话说,这里平日就有不少水湿来去。如果脾气强健,运化充分,水湿化作津液,自然无碍。而一旦脾气不及,水湿便很容易在此停聚。三阴原本易招湿邪,太阴又属其中最甚者。阴陵泉、地机处下肢,应于小腹脐周,故湿邪停聚,常见于此处。同样的,调治湿邪时,此二穴也非常重要。

三阴交。在胫骨后缘,内踝上方。对应心胃。主治**胸腹诸疾**。

无疾按:现代人对腧穴的误解,最广最深的恐怕要算三阴交了。顾名思义,三阴相交,即三条阴经交汇之处。实际上,如此"顾名思义",与望文生义无别。但此说在民间流传至广,以至于一些针灸模型和经穴图上,三条阴经被"硬拉"至三阴交处,进行交汇。看着这些被人为扭曲的经脉图,真真啼笑皆非。关于此穴的名与实,黄龙祥老师做过详实考证(参《中国针灸学术史大纲》)。一言蔽之,所谓三阴经交汇的说法,纯属误解。于是借此而生的三阴交对肝、脾、肾三脏通治的作用,也只能是以讹传讹了。

相比之下,从经纬度考虑,三阴交其实与内关更接近。不过三阴交属足太阴经,与脾胃肠腑相关;其位置在下,能引气下行;又兼应于心胃,故胸腹间气机不畅,即可选此。

足三里。在小腿正前方,膝下处。对应小腹脐周。通治**气滞**、**热邪**、**寒邪等导致的胃肠疾患**。如腹胀、腹痛、便秘等。

上、下巨虚。在小腿正前方,足三里下方。对应胸腹部。主治与足三里大

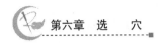
体相同。

无疾按：如前所讲，足三里至上下巨虚一段，是主治胃肠相关病症的极重要区域。

有个问题，这里说三里-巨虚通治胃肠诸疾，意思是说所有的胃肠疾病，靠这几个穴就都可以治好了吗？当然不是。本章所讲的内容，名为《选穴》，实即如何选择治疗部位。当遇到具体问题，首先需要的，是在诊疗思路指导下的具体方法。这里分部罗列的各个穴或区域，正是这些具体方法的体现。所谓"通治"或"主治"，旨在圈定范围，明确方向。具体疗效如何，影响因素极复杂，绝不敢一概而论。

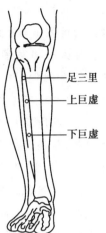

足三里
上巨虚
下巨虚

阳陵泉。在小腿侧面，膝下腓骨头前下方。对应胁下部（两肋下方柔软处）。通治**肝胆诸疾**。如口苦，胁胀，眩晕等。

无疾按：阳陵泉是主治肝胆病的大穴。按无疾个人体会，但见关脉弦，无论左右，阳陵泉必选。

委中。在膝后腘窝中。对应腰部。通治**腰部诸疾**。

承山。在小腿后面，委中下方。对应背部。主治**背部诸疾**。

无疾按：委中-承山区域，是主治腰背病症的极重要部位。腰背诸疾，除从局部按察外，此区必选必察。反过来，委中及其下方区域内察见应结，多反映腰部异常。

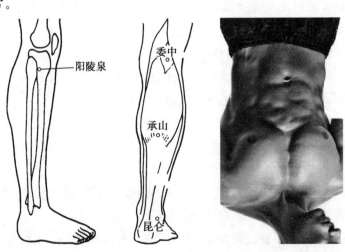

阳陵泉

委中

承山

昆仑

上文讲到下合穴时,留下一个问题,尚未作答,即能否用委中治疗小便病? 其理何在? 这里尝试从分形角度,重新认识。

留意观察会发现,下肢与上肢,在外形上有别。上肢小臂的两根骨,大小粗细相当;下肢小腿的两根骨,则相去甚远,有主有从。为主干者称为胫骨,为辅助者称为腓骨(实际上,中医确实将此骨称为"辅骨")。如果单看一条腿,在前的胫骨与在后丰厚的肌肉,对比鲜明。较之与躯干,前为柔软的腹部,后为坚硬的脊柱。我们将小腿后方俗称为"腿肚子",理即在此。

不仅如此,再尝试从姿势动作角度去观察:当肘关节弯曲,以掌根触肩时,小臂与大臂相接触的部位,是其内侧,为手三阴经所居;而跪位,膝关节弯曲,以足跟触臀时,小腿与大腿相接触的部位,是其后方,为足太阳经所处。换到人体,躯干的弯曲方向,以向前俯身为主,其时与肢体相接触的部位,是腹部。对比三种姿势不难发现,小臂内侧手三阴经处,与小腿后方足太阳经处,均与躯干胸腹部相应。

以上两个角度中,会发现一个有意思的现象:**通常状态下与腰部相对应的委中,现在转而与小腹部相对应**,用治小便病,似亦可通。读至此,或有朋友提出异议,足太阳经本来就和膀胱相通,委中作为下合穴,用来治疗膀胱病,天经地义,何必多此一举来解释呢? 当然,一定如此理解,也不失为一种简便的做法。这里只是希望对针灸理论中,可以通过"实"的方式加以认识的部分,尽可能给出相对合"理"的解释。如果一门学科,立论的基础永远只能在经典;对经典的态度,永远只能是服从,暮气必然压倒生机。

(三) 腕踝关节以下小分形结构

当观察的角度,从肘膝以下的大分形结构,转向腕踝关节以下小分形结构,会发现一个崭新的世界:手足的意义,从与头部相应,转而代表了整个人体。

1. 手部

大体:单手张开,手掌对应躯干,手心对应胸腹部内脏,手背对应背部;以左手为例,则中指对应头部,无名指对应左上肢,小指对应左下肢,食指对应右上肢,拇指对应右下肢。于右手则相反,食指、拇指分别对应左上、下肢,无名指、小指对应右侧。恰似一只小乌龟。

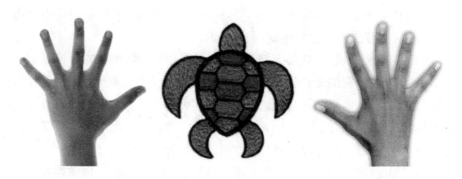

常用穴解读：

合谷。在虎口处。对应整个胸腹部，近指端为上，近腕端为下。**通治一身上下诸疾**。

无疾按：合谷是针灸临床极重要的大穴，按无疾个人经验，就重要性排名，当居首位。如此高的位置，原因并非"面口合谷收"，而是这里的"通治一身"。无疾对合谷的认识，离不开将"全息"观念引入中医针灸领域的张颖清先生。张先生提出的"第二掌骨诊疗"方法，其基本精神与这里合谷"通治一身"无异。

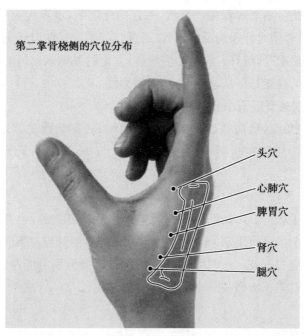

第二掌骨桡侧的穴位分布

头穴

心肺穴

脾胃穴

肾穴

腿穴

或有朋友疑问,既然有这样的穴,通治一身,不是就可以包治百病了?还要其他诸穴作甚?实际上,这是学针灸时经常会遇到的问题。一只耳朵,一只眼睛,一个鼻子,一条舌头,理论上都可以"通治一身",但实践中显然无法"包治百病"。这里有必要做些解释。

假如将治病过程视为一场战争,外感病如同外敌入侵,内伤病有如内部叛乱,那么,打这场仗的主力军,就是人体自身的正气。而针灸治疗的价值,主要在关键环节的调度,对关键人物的唤醒与激发。一位骁勇善战的将军,如合谷,上可以攻心肺诸邪,中可以平肝脾之乱,下可以定肾水盈亏。倘若战争规模很小,合谷将军单枪匹马,就可以搞定;但规模稍大,就需要有人配合了;如果是一场大规模战争,单个将军的力量就明显不够了,虽然这位将军骁勇依旧,仍然可以上中下通治。至于百战百胜,更是可望而不可及的美好愿望了。耳目鼻舌,其理略同。

腕骨。在手太阳经上,手腕下方。对应腰背部。主治**腰背诸疾**,似于委中。

无疾按:腕骨-后溪区域,在上文大分形结构中,对应项部至后头部;在这里的小分形结构中,则对应整个项腰背部。稍显复杂,细细体察。这里合谷与腕骨的对应形式,与上文"手心应心,手背应背"略有不同,须结合一些经脉知识,即阳明在前,太阳在后,少阳在侧,三阴在内。于是以合谷应胸腹,腕骨-后溪应背,中渚应胁。分形之法变化万千,此仅一例,以为示范,切勿执念。

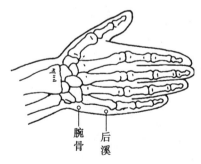

腕骨 后溪

劳宫。在掌心中央。对应心。

无疾按:大分形结构中,劳宫与脑相应;这里则与心相应。如果希望通过治疗一点而兼顾二脏,非劳宫莫属。这种思维方式,站在不同分形结构的角度,对同一部位作出不同认识;在选穴过程中,即能兼顾多个结果。临床实践过程中,这种方法常可以启发针灸治疗思路。

2. 足部

大体:两足心相对贴紧,则足内侧对应胸腹部,足背对应胁肋部,足外侧对应项腰背部,足心对应内脏。

无疾按:与手部不同,足趾的大小与足掌相比,几乎可以忽略。所以在大体上,足部更强调其躯干对应部位。

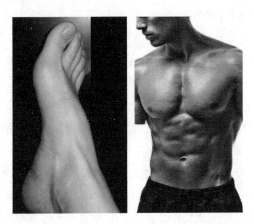

常用穴解读:

公孙。在足内侧,大趾跖趾关节(即足大趾后高骨)后方。对应心胃部。**主治胃心胸气逆上冲**,如呃逆、嗳气、胃痛、胸闷等。

无疾按:单从分形的角度,公孙的位置与内关有相应之处,均与心胃对应。所不同的是,公孙穴在脚在下,其性善引气下行,故遇心胃间气闭不畅,尤其见气逆上冲者,最为适合。

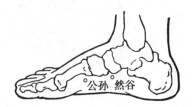

然谷。内踝前,高骨下方。对应上腹部。主治足少阴经诸逆气里急症,如咳喘、心慌、心烦、咽喉肿痛等。

无疾按:公孙与然谷,同处足内侧,距离很近,皆主气逆上冲。二者的区别，主要从其所属经脉而定。公孙属太阴，善治胃气逆；然谷属少阴，善治心肺气逆。

涌泉。在足心中央凹陷处。对应心。

无疾按：以手足部为主的小分形结构，观察角度非常多，所以认识过程中出现分歧的机会也相当大。换句话说，不同的人，从不同的视角观察，可能会看见完全不同的结果。不过，对涌泉和劳宫二者，无论站在怎样的角度，对应部位都大体相同，即与心相应。而涌泉在下，故尤善治上逆者，如辗转反侧不得眠。可按揉，或热水浸泡，以宁心神。

将分形理论用来指导针灸选穴，绝非无疾首创。无疾本人开此思路，首先蒙左常波老师所赐。相信以如此形象的方法认识人体，在针灸界内，必有先得者。不过，大家的态度，往往倾向于秘而不宣，至少不会以文字形式表达。推究心思，这种以"脚脖子"对应"脖子"，以"腿肚子"对应"肚子"，以"拳头"、"指头"对应"头"的大俗方法，实在上不得台面，更何况要跻身象牙之塔，院校庙堂。

同时，就分形理论指导选穴本身，的确也存在很大的变化空间。如《针理》章所讲，基本的分形结构有四级。除以上大小两种最常用的方法外，还可以将手臂的分形结构继续扩大至肩，则手-小臂-大臂，分别对应头-胸-腹；下肢亦然。再将手部小分形结构继续缩小至拇指，则第一、二指节，即分别对应躯干与头；如果缩小至中指，则第一、二、三指节，即分别对应腹-胸-头。

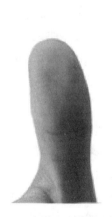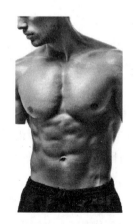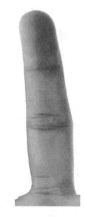

可见，这种分形认识的方法极为灵活，学习者或许不易把握。不过，面对复杂的临床现象，医生最需要的，恰恰是丰富的治疗思路。所谓"人之所病，病疾多;而医之所病,病道少"。多一条临床思路在这里,在变幻无常的病情中受窘时,就多了一点闪光的可能。换句话说,就无疾目前的认识水平,上述分形理论尚难以为"人体科学"提供可靠的依据,但在针灸临床选穴过程中,确有显著的指导和启发价值。

针灸临床上,为了应对分形方法的灵活,防止其务虚太过,以至于缥缈,还有一个重要保障措施:取穴。通过触摸的方式,探求问题的有无、性质和程度。换句话说,不是只靠单纯的分形来推测,应该在哪里治疗;而是在分形的启发下,选出大体部位,再把最后验证和取用的环节交给手,交给心,交给感觉。

三、局部选穴

除传统腧穴理论,和分形理论之外,针灸临床选穴过程中,还有一个相当重要,又很容易被轻视的选穴方法:局部选穴。

实际上,每个穴、每个部位,对其进行针灸刺激,都会有一定的局部治疗作用,这是针灸及多种外治方法(如推拿、拔罐、刮痧等)的基本作用。这种局部治疗作用,常被描述为"疏通经络"。一直好奇,经络是怎样被针疏通的?如钢索疏通下水道一样吗?现在看来,所谓的"疏通经络",只是对治疗结果的形象表达。针过后,曾经拥堵不堪的街道,再次变得通畅了。那么,这种疏通的效果,究竟是怎样实现的呢?

本质上,针作为一种外来异物,刺入身体后,身体本能的反应,不会是接纳,一定是竭力将其排出体外。然而,逐邪不是一句口号,随便说说就可以实现;至少相当于一场小规模的战争。战争在即,少不得筹备物资,动员士气,当然,还要保持道路的畅通。也就是说,当身体在为战争做准备的过程中,对局部的气血通路自然会修修补补,铲凸填凹。

有意思的是,针刺治疗本身并非一次真正意义的外敌入侵,充其量不过是一场军演。一旦演习结束,针具抽离,身体即无须发起真正的战争。所有前面的努力,权且当做一次练兵,成为对人体正气的一种激发。不过,作为军演的一项任务,局部道路被人体正气修复,却是不争的事实。换句话说,所谓的针灸"疏通经络",更像是一种"副作用"。实际上,现实世界中,国家内乱之际,外敌入侵往往并非单纯意义的坏事,也可以成为万众一心,齐力抗敌,扭转运势,浴火重生的好机会。

以上了解了针灸局部治疗的起效机理,局部选穴的方法,就很容易理解了。一句话,**在病变发生的局部及周围选穴**。至于具体在此人此时此境,选择何处施治,仍离不开对局部组织结构的按察,又或者说"取穴",来最终判断。

局部选穴方面,还有一处需要再单独讲一讲:头部。与其他各部不同,头部直接与神明相关。虽然中医藏象理论中,把神明所主归于心,但针灸理论其实从来不曾受此说约束,诸多调神大穴,都在头部,尤其头顶**百会**,更是**调神第一大穴**。之所以需要提出来单讲,因为与神相关的问题,经常带有全局性。换言之,其局部治疗作用,有全身治疗效果。譬如牙痛,疼痛难耐,烦躁不宁。此时在牙周局部,或阳明经上选穴治疗,时效时不效。不如先刺百会,令其神安志定,再行远近调气。又如气郁至极,烦闷不欲生。直接从肝调气,选厥阴少阳,常感力不从心。不如先重刺人中,强开其闭,再调其气。

四、选层

理论上,一个治疗点的确定,包括经度、纬度和深度三方面。上一章《选经》,主要讲如何确定经度;上文传统腧穴理论、分形理论,以及局部选穴,价值主要都在纬度选择上。这里的选层,针对的是第三点:深度。

实际上,真正的针灸临床上,深浅大多不是由头脑选的,而是由手取的。也就是说,大多数情况下,针刺深浅不是预先设定好的,而是在针刺过程中,由医者右手随指下感觉,判断其机动变化,在针刺当下决定的。因为是感觉,而每个人对感觉的描述多不一致,比如沉、紧、涩、阻挡感,所以不好统一命名。这种感觉可以有轻重,轻者如羽毛柳絮,重者如木板石板。各部针下常见的感觉,及其临床意义,会在《手法》章中详解,且待下文。

或有朋友提出疑问:穴位如果没有一个相对固定的深度,初学者如何才能把握呢? 实际上,针刺深浅虽主要由当下手感决定,但仍有部分情况,针刺的深度是需要选择的。比如头部皮下即是颅骨,实欲深刺而不得,只能浅刺、平刺;又如后头部、躯干部(胸背胁部肋骨所覆区域),内有重要脏器,即使是从业多年的针灸医生,要深刺也需要相当谨慎。初学至此,不刺也罢。当然还有一些其他因素,比如有些人怕疼,针尖未及已大声呼痛,深刺多难。不过,这里重点想讲的,是关于脉象浮沉。

如《诊法》章所讲,脉象可以反映体内气血的运行状态,其中浮沉二象与针刺深浅的关系最大。浮脉表示气盛于表而不足于里,沉脉相反,在表之气多不

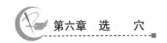

足。至于其内部之气是否充足,还需要参考脉象是否有力。问题是,当脉浮于表,该深刺还是浅刺? 沉于里呢? 为什么?

要回答这个问题,还需要对浮脉再多做些解释。气盛于表,常见的机制和解释是,外邪入侵,正气奋起抗邪,正邪交争于体表。这种情况下如果用针刺治疗,其意在进一步鼓舞正气,助其逐邪,针刺宜浅。不过,临床见到浮脉,还常有另一种原因:脏气不足。当肾气或脾气不足时,收摄无力,容易出现某一侧寸部或尺部的脉象浮。相比之下,外感时出现的浮脉,往往是双手六部同浮。究其理,肾(脾)不足时,固摄无力,稍得气滞化风或生热,其沉潜便显不足。如此浮脉,多宜深刺。当然也不排除风火上逆之势难当,先从上部浅刺重刺加以疏泄的情况。

相比之下,沉脉出现时,不论是虚是实,多宜深刺。因其气在内,或因无力不足以出,或因邪实困阻于内,针刺不至其所,均难以改变病势。

观时下针灸学教材,谈到针刺深浅,常以年老体弱者宜浅,盛壮者宜深。实际上,这个说法的背后,有一层隐含的意味,深刺会泻气。实际上,深浅本身与补泻关系并不太大。刺浅而重同样可以泻,刺深而轻同样可以补。将针刺深浅与补泻并论,容易混淆视听。总结一下,决定选穴深度的因素主要有二:一是因解剖结构所致的不得已,二是从脉象浮沉所见的气机病势。

附:选穴举要

一、脏腑病(五脏病)

1. 肺病:肺俞(背俞),膻中(邻近募穴);孔最附近(经纬皆应)。

2. 心病:心俞(背俞),膻中(募穴);大陵(原穴),内关上下(经纬皆应)。

3. 脾(胃肠)病:脾俞-胃俞(背俞),中脘(募穴),天枢(募穴);太白(原穴),阴陵泉-地机段(经纬皆应),足三里-下巨虚段(下合穴,经纬皆应),尺泽-孔最段(纬相应),公孙(经纬皆应)。

4. 肝(胆)病:肝俞-胆俞(背俞),太冲(原穴),阳陵泉(下合穴)。

5. 肾病:肾俞(背俞);太溪(原穴)。

二、外经病

1. 面部:合谷(经纬皆应)。

2. 耳及侧头部:中渚(经纬皆应)。

3. 后头及项部:后溪-腕骨(经纬皆应)。

4. 咽喉部:列缺(经纬皆应)。

5. 颈项肩外侧:外关(经纬皆应)。

6. 项背部:承山(经纬皆应),后溪-腕骨(经纬皆应)。

7. 腰部:委中(经纬皆应),腕骨(经纬皆应)。

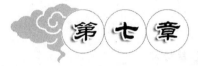

第七章

配　穴

前面的选经,是把人体体表各部在诊断和治疗上的规律,从经线的角度做了简要介绍。选穴,则重点归纳了纬线方向的规律。对针灸临床来说,有了经和纬,一个治疗部位的范围就可以大体确定。对于部分急症,从经纬选出治疗部位,以取穴法确定治疗点,剩下的就是针刺操作,及把握治疗结束时机的问题了。不过,对慢性病以及病情相对复杂的情况,如此的单穴治疗方法,就时常会感到力不从心。适当的配伍,是必要的。

一、配穴的基本思路

做一件事,需要明确方向,至少是目的。配穴,将人体体表诸多部位配合应用,其目的,主要是为了获得更好的治疗效果。简言之,**增效**。如果说前面的选经和选穴,要在帮我们找到能胜任工作的几个人选;配穴的价值,则是协调众人的关系,为实现一个共同目标而努力,最大程度把工作做好。

协调关系,需要的就不仅仅是对单兵作战能力的把握,更需要了解二三人齐上阵产生的合力效果。再大些,如果不是一次小规模的战斗,而是一场战役,非两三人可为,需要多兵种配合作战,阵势就大了。如果再大些,不只是战役,而是一场旷日持久的战争呢? 还会有次第、进退、给养、休整等诸多因素需要考虑。不过,作为针灸初学者,能从大处着眼固然好,但更重要的恐怕还是从小处着手的具体方法。故本章讲解内容,主要是战斗级别的配穴思路与方法。

既然是两三个穴的配伍,针对的目标通常不会太大,以某个单一症状,或一组相关症状为主。无疾尝试对这种配穴思路加以归纳,大体有二:**一曰协同,二曰呼应**。

所谓协同,是将两个及以上邻近部位的穴配合应用。如足三里与上巨虚配,足三里与阳陵泉配,太溪与三阴交配;多些的比如上、中、下三脘配,百会与四神聪配,乃至项部、腰部夹脊诸穴配。协同配伍的思路,如同兄弟二人,由于身世、成长环境、教育背景,甚至相貌都趋于一致,所以天然具有相似性。人体上,这种相似性首先体现在部位的一致,其次是治疗效应的相似。

所谓呼应,是将两个位置上不相邻,但在治疗效应上有共性的穴配合应用。如公孙与内关配,太冲与阳陵泉配,中脘与足三里配;或膻中与内关、三阴交配,百会与申脉、照海配。与协同思路有别,相呼应的两三穴,从位置上并不邻近,其天然的相似性不明显。但如果换从分形的角度,会发现如此方式配伍的穴,往往仍然有某种共同的指向,如公孙与内关同指向心胃部;也可以是局部与分形指向之间的配合,如中脘与足三里。当然,还有可能是基于传统经脉腧穴理论的配伍,如太冲与阳陵泉。

这种配伍方式,有如夫妻。从形貌看,一个男人,一个女人;从籍贯看,一个来自天南,一个海北;从体格看,一个雄壮有力,一个娇小柔弱。诸如此类,差别显而易见。不过,既然结成连理,一定具有某些方面的相似性,比如家境、志向、兴趣、性情等。也正是这些共性,尤其是内在心性的相通,是夫妻间相濡以沫,和睦恩爱的根本所在。二穴间形成相对稳定的呼应配穴关系,本质上也是基于共同的方向所指。

亲密无间,是以协同作战;心有灵犀,故能遥相呼应。一句话,**协同,在本部;呼应,在远隔**。有了基本的思路,针灸配穴就有了大体的方向。接下来,从经、部两个方面,来看一看针灸配穴的具体方法。

二、从经配穴

经脉勾勒出一个相对清晰的关系图,将人体各部,从头面躯干到四肢,再到脏腑官窍连在一起,提示了各部位间存在的,相对稳定且特异的联系,因而成为一种独特的诊疗疾病的思路,对中医针灸临床的指导价值无可替代。以下从四方面,分别讲一下从经脉配穴的几种方法。

1. 本经配

从协同思路着手,**在同一经脉上选择邻近的二三穴配伍应用,可强化其治疗效果**。举例来看,足太阴经阴陵泉与地机,在人体湿邪弥漫时,都是最

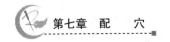

容易出现应结的部位,二穴同时也是治疗湿邪的要穴。湿邪程度尚轻时,取其应结较重者即可;但湿邪稍重,单穴治疗的效力就嫌不足,须二穴配伍以求协同。

同样的道理,胃肠气滞明显时,或因肝郁,或因热实,或因寒凝,足三里独自通降之力不足,则须配伍本经的上巨虚,乃至下巨虚,以求协同。肾之阴(阳)不足,单从左(右)太溪调治无力时,可配足少阴经复溜穴,以期更大力度唤起肾气而增效。肝气郁滞经年累月,单从太冲难以疏解,可配邻近之行间。颈项腰背通体僵硬不适,可以手太阳经后溪配腕骨。

需要注意的是,这里讲配穴,所用都是确切的穴名来称谓,容易留下一种错觉:穴就是一个个确定的、标准的点。这里仍有必要重申《针理》章的观点:对针灸临床来说,穴是为了记录和描述起来更方便。如上面提到的足三里与上巨虚的配穴,假如不考虑描述方便的因素,表述可能是"足阳明经小腿段近膝关节处的某两个点",读者很难据此找到相应的位置。

不过,这种以穴名来标识体表部位的方法,仍然可能遇到问题。其一,穴名毕竟有限,并非所有需要针刺治疗的部位,都有确定的穴名。譬如手太阴经上尺泽穴下方,直至孔最始有名,但中间一段无名的区域,是应结现象的高发区,也是针灸治疗的重要部位。所以本经配穴时,常须从尺泽穴下方察得两点以行针刺。其二,还有些不太常用的穴,比如合阳在委中穴下方,跗阳在昆仑穴上方,都与大穴(委中、昆仑)相邻,是本经配的常用穴。但对初学者来说,记忆穴名及其位置,由于量大且相似,学习压力会骤增,而实际价值并不大。在描述时,直说"委中及其下方"、"昆仑及其上方",更切实用。如此则需要记忆穴名,大体只有常用的二三十足矣。譬如以中国之大,演员数量何止百万,但我们耳熟能详的,通常就只是时常被曝光的十几、几十位而已。

关于本经邻近配穴,还有一个**特例:太白公孙配**。这是一对足太阴经的大穴、要穴,临证屡建奇功,第三章《诊法》中孕期气乱案可参。只是按无疾当下认识,尚难以给出非常合理的解释,姑且先从传统腧穴理论中寻些依据。太白是足太阴经原穴,按《灵枢·九针十二原》所讲,与中医脾脏间有特异性关联。公孙是足太阴经络穴,按《灵枢·经脉》,本经之虚实气逆,此穴均可调治。

从无疾有限的临床经验看,**针太白穴对治疗体内湿邪有特效**。凡右关脉见濡滑湿象，或酒湿气弥漫，六部皆濡大者，太白穴每见奇效有如神助。另外，脾气不足，右关脉见虚弱或虚大者，太白也有特效。其效速者，几分钟内，甚至转瞬间，即可见脉象的显著变化。上面提到的孕期气乱案即是其例。推究其理，脾属土，其性主收聚成形，所以能厚德载物。无论水湿、气散，欠缺的、需要的正是这种收聚之力。针刺太白激发脾气，故而起效。

针太白须注意两点：一，穴在赤白肉际上，往往疼痛明显；二，湿邪其性黏腻，很难去除干净，且易再生，这决定了除湿通常是个漫长的工作。而频刺太白，对患者而言不会是一件轻松愉快的事。所以，针刺治疗湿邪，可先考虑阴陵泉-地机等常规部位；不得已时，再请大将太白出马。

同样是个人体会，**公孙穴**的治疗作用，主要体现在**潜降和泻邪**两方面。潜降胃中气逆，在《选穴》章讲过，这里重点说一下泻邪。胃肠中常见的邪气，大约有寒邪、热邪、湿邪、气滞四种。其中湿邪常与气虚相伴，主治在太白。而对寒、热、气滞诸邪，公孙穴均有不俗表现。凡以三里、阳陵辈调治诸邪罔效时，公孙每建奇功。不过同样不建议轻用，理同太白。

实践中发现，胃肠中的邪气，经常与正气的不足同时出现。所谓"邪之所凑，其气必虚"。从针刺后的脉象变化看，无论初始右关脉是寒邪之弦紧、热邪之滑数，还是气滞之弦硬，变化途中，常会见到虚弱无力，或虚大边界不清的情形。对同一个患者而言，如果这种情况反复出现，或右关不足象持续时间较长，或右关长期不足，偶发邪盛象，均可以太白公孙配伍调治。

之所以将太白公孙作为特例，是因为此二穴虽然邻近，但治疗效应相去较远。无疾多次尝试在右关脉见湿象时，先不取太白而取公孙，都发现脉象几乎不变。复刺太白，其效方显。而对于其他部位的邻近穴，如太溪-复溜、太冲-行间、后溪-腕骨、外关-支沟-会宗-三阳络等等，其作用大体相似，配穴应用的协同效应更明显。

此外，这里将太白-公孙作为特例，而没有把"原络配穴"当做一种特定的配穴方法，甚至连络穴的概念，在《选穴》章中都未提及，一个重要的考量就是，除了这一对穴，其他诸经本经原络穴之间，以及表里经原络穴之间，都未发现类似的效应。更倾向于**尊重事实，不妄做推演**。

两千年来，我们一直在做加法。从五脏原穴到十二经原穴，从五脏背俞到足太阳经背后密密麻麻的四条线六十四穴；从《内经》募穴的有名无实，到《甲乙经》脏腑募穴的全面记述;从《难经》增加八会穴,到《甲乙经》增加郄穴概念,针灸腧穴理论在不断"创新"。从左看,理论在不断丰富;从右看,针灸从业者越来越迷惘。"少则得,多则惑",**太多的知识,容易让人感到迷惑而无所得**。尤其当这些知识的来源,不是观察,而是推演。

以上着力讲了从本经邻近配穴的方法,其要在协同。实际上,对本经配穴而言,呼应思路指导下的远隔配穴更常见。前文反复提到的"齿脉"、"耳脉"等概念,其实已经提示了这种基本的配穴方法,即如口禾髎-合谷、耳门-中渚之类。不过,因为这种配穴方法所选用的两个穴,从分形角度看,一般有明确对应关系,所以,姑且留在下文从部配穴中再详细介绍。

2. 表里经配

针灸配穴,要在增效。所以,用来配伍的两穴,往往有功效方面的相同或相似。表里经之间,因关联紧密,故其配伍也常作为选经配穴的重要方法。不过,如《针理》章所讲,表里经之间的联系,主要体现在足六经。所以表里经配穴的方法,也更集中在这几条经脉。

足太阴与阳明经同治胃肠病。从无疾个人临床经验看,当体内湿邪弥漫时,足太阴经上往往可及应结;寒邪盛时,应结也常以太阴经更常见;而气滞、热邪,则更多反应在阳明经。也就是说,太阴经对湿邪、寒邪较敏感,阳明经对气滞、热邪更敏感。当然并不绝对。

打个比方,对理解二经的关系或有帮助。脾胃主持运化水谷,好比人体的厨房。原料食材就是每天摄入的饮食物,做好的饭菜就是化生出的营卫气血,厨余的垃圾就是排出的大小便。作为厨房,从功能上可以分为两部分:一是实物的传输,即运,从原料食材的进入到厨余垃圾的排出;二是对食材的加工,即化,用面粉、水、火蒸出馒头,用菜、油、水、火煎炒烹炸。传输需要通畅,需要进进出出;加工需要静守,需要专心致志。从阴阳看,前者属阳,后者属阴。而阳明与太阴相比,也是前者属阳,后者属阴。故**阳明与水谷的传导下行关联紧密,太阴则与水谷化生为气血的过程更相关**。

厨房里,实物传输一旦发生异常,首先会表现为交通拥堵;谷道受邪,无论寒热气滞,常见的症状往往是腹胀、大便不通。堵塞长时间不缓解,或短时间内重堵水泄不通,容易激惹矛盾引发事故;谷道闭塞严重,气血通行受阻,可见胃痛、腹痛。《灵枢·九针十二原》说"胀取三阳"。

食物加工环节的关键在于把握火候。火大了，会把饭烧焦；火小了，饭又成夹生；火太小，米是米，水是水，饭就没法做了。太阴属阴，本不以阳热为能，故寒湿易生。没有足够的阳气，饮食物中的精气无法与糟粕相区别，气血就无从化生；水谷之精随糟粕外排，即发为腹泻。《灵枢·九针十二原》说"泄取三阴"。(《选穴》章"地机"穴按语中，有对足太阴经易感寒湿的解释，可与此参照)

以上道出二经分别处，其实二者关系密不可分，配合应用的机会更多。毕竟，人体内的厨房只此一家。具体配穴，常见者如足三里-阴陵泉配。凡胃肠病久，气滞湿阻每每并见，寒热混杂者也不在少数，以**三里配阴陵**，是**平调胃肠**的经典之法。结合上一节本经配，此法还可扩展至三里-巨虚-阴陵-地机配，效力更强。此外，足三里-三阴交也是很常用的太阴阳明配穴方法。鉴于后世对三阴交穴的种种误解(详见《选穴》)，无疾对此穴功用的无限放大表示质疑，临证选用时，更注重两点，一居足太阴经与中医脾脏相关，二从分形应于心胸。故凡病在脾胃而见心胸表现，如胸闷心悸者最为适宜。与三里配，则**引胸腹中滞气下行**之力更著。

足厥阴与足少阳二经同治情志相关病症。其中，足厥阴第一大穴太冲，与足少阳第一大穴阳陵泉的配伍，前者疏解肝气之郁闭于内，后者宣散两胁之滞气于外，是针灸治疗中医肝病的极常用配伍法。其他如以太冲配足临泣，治肝气逆出现的头痛眩晕；以太冲配足少阳头部之听宫、上关，取其呼应，以治疗肝火上扰所致的耳鸣，均属此类。

足少阴与太阳经的配穴，这里举两对为例。**太溪配委中**，常用以**治疗肾虚腰痛**；**申脉配照海**，是**治疗失眠**的经典针灸方。当下针灸临床治疗腰痛，常重用局部穴，这一点本无可厚非。但如果站在传统中医理论的角度，如果患者尺部脉虚弱，不从肾入手，只强调筋肉自身，似乎未得其真。申脉照海，《选穴》章从分形角度做过解释。二穴相伍，一内一外，共治头脑神明。相比之下，从经脉角度的解释，即足太阳络脑，足少阴合肾通于精髓，于理亦可通，只是较费周折。

除足六经外，手经的表里经之间，并非不存在配伍关系，经典者如内关-外关配。不过，究其所属经脉，手厥阴相应的心(心包)，与手少阳相关的耳之间，缺少特定联系。至于三焦，《选经》中已有大段论述，如此理论上的包袱，或许

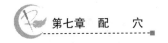

已经是时候放一放了。相比之下,从分形角度对二穴配伍的解释,即从其对应部位之间的关系考虑,更容易理解,也更方便指导临证选穴配穴。

3. 同名经配

如果说表里经间的配穴,诸如申脉-照海、内关-外关,还可以体现出邻近协同的效应,那么手足同名经之间,一上一下,则难有协同,唯求呼应。而且,单从分形考虑的话,会发现同名经之间有大量彼此呼应的部位,如手-足三里、三间-内庭、中渚-足临泣、尺泽-阴陵泉、太溪-神门等,均可以作为治疗相应部位病症的配穴法,谋其呼应。感到困惑的朋友,不妨回顾上一章《选穴》中"分形理论"一节。这种基于分形的同名经配穴法,虽然数量可以很多,但基本思路一致,无须多讲。以下重点看几组不同思路下的同名经配穴法。先看六阳经。

手足阳明经,从部位看,均处人体正前方,与面部、胸腹相应。其配穴可以**合谷配足三里,治疗胃火上冲引起的头面诸疾**,如口舌生疮、鼻干喷嚏等。"面口合谷收",《选穴》已讲。关于足三里治鼻干,另有一段往事,仅作插曲如下。

大学时读到《针灸真髓》,书中提到一法印象颇深:以足三里治鼻干。尝试配迎香应用,发现效果似乎不错。但除经脉联系外,原书中没有其他解释。问题是,如果仅从经脉考虑,足阳明经四十余穴,安知他穴无功?直到后来,对鼻部问题与脾胃之间的关联有了深切体会,才发现以足三里调治的,本质上并非鼻子,而是胃肠。胃肠气滞燥热生则鼻易干,经调三里引气下达,鼻不再受燥热邪气侵扰,故觉舒坦。此理既明,再遇到类似情况,在鼻部病症,除三里外,再配中脘等穴,效益彰。

另有一点需要提示,这里所谓胃肠燥热,不一定是胃里真有实火多少。因胃虚寒引起的虚火上扰,也可见上述鼻干口疮等表现,同样可选合谷、三里配合治疗。从这一点也能看出针灸疗法与中药疗法的区别。中药以偏纠偏,药性或寒或热。倘以寒济寒,以热济热,不但无效,反而增病,针灸治疗则无此寒热之弊。选对部位,取准穴,针刺后人体就会开启自动调节模式。

手足少阳经的配穴应用,最经典者当属**阳陵泉配外关**。一从上而畅胸,一自下而疏胁。二穴相配,共谋躯干两侧之气机舒展,所谓**疏解少阳**。

相比之下,手足太阳经虽然也有不少分形相应处,但无疾个人临床经验中,将二经腧穴配伍应用的机会确实很少。一些远隔配穴的方法,如以手太阳后溪配足太阳项部大杼,虽然作为同名经配伍未尝不可,但无疾个人观点,还是倾向于作为本经配穴考虑。毕竟,同名阳经在头面颈项部的分布,趋于一致。具体方法在下文"上下配"一节详讲。

六阴经中,同名经间也有些常用配穴法。如足太阴经是针灸治疗湿邪的重要经脉,其常规配穴法以阴陵配地机,及非常规配穴法太白配公孙,上文均已讲过。但临证中还可能会遇到一种情况,即患者惧疼,太白难用;或即使用过太白,效果仍嫌不够者,即可考虑从手太阴经选尺泽(及其下方应结处)与阴陵泉相配。取其意在太阴属于肺,从其分形又应于腹中肠胃,是以从上调下,令气畅水行。

手足厥阴经,从其脏腑关联,分属心(心包)、肝,是与神-气关联最为紧密的二脏。两经相配的出发点,也往往在此。如大陵配太冲,安神定志而肝气舒展;太冲配内关,从肝理气而胸中畅达。欲其力重,也可强化为大陵-内关-太冲-行间相配的方式。

手足少阴经相配,主要从心肾关系考虑。脉象见左尺无力,左寸滑数者,可以太溪配神门;其火热炽盛,脉象进而上越者,可再加照海或然谷,衰其冲逆之势。当然,临证遇到这种情况,往往需要从头部选百会、神聪等共图之。

从上述诸例可见,**六阴经的同名相配,往往需要从其相应脏腑关系入手**,这一点与六阳经有所不同,阳经配伍更强调相应部位间的配合。如果单从部位结构考虑的话,会发现有些穴不属于同名经,但仍然存在明显的对应关系。这一特点在阴经中更为明显,如手厥阴劳宫与足少阴涌泉,分居手足心;手厥阴内关与足太阴三阴交,分别位于上(下)肢内侧中线,腕(踝)横纹上方。此外,还有跨越阴阳界限者,如手阳明合谷与足厥阴太冲,二者分别在手足大指(趾)与二指(趾)间;手太阴尺泽与足太阳委中,肘膝关节弯曲时,二穴均处关节内侧凹陷中。诸如此类的两穴间,同样可以配伍应用,从呼应的角度以期增效。

4. 从经脉主病关系配

经脉之间的配伍,从部位上看,主要包括上面的表里和同名两种。除此二者外,临床上还有一些从经脉配穴的方法,难以被归类。以下从主病角度,分别举例来看。

足太阴与少阴配治水湿。太阴属脾,为土为沟渠,为疏导水湿之路径;少阴属肾,为水之主司。水湿弥漫,鲜有治太阴而不理少阴者。常用配穴,可以

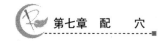

用阴陵泉-地机-三阴交配太溪,极盛者可加太白。太阴少阴配,还常用一对穴:三阴交-复溜。两穴均位于内踝上方胫骨后,距离非常近。用一寸半的针从三阴交刺入,针尖略向后下方斜刺,即可达复溜穴深处。这种一针两穴的刺法,中医称为透刺。无疾以为,后世三阴交得以通治肝脾肾脏诸疾,如果从经脉理论上强求解释,原因或即在此。

足阳明与少阳配调脾胃。足阳明是调脾胃第一经,其三里-巨虚段,更每每为治脾胃病必选。而脾胃与肝胆间关系紧密,常常荣损一俱。譬如土地与树木,土地以肥沃供养树木生长,树木以根系疏导土地壅滞。现在阴冷少风,或热炽土焦,导致土地贫瘠;为改良土质,人工耕锄当然必不可少,但更好的办法是同时配合种些适宜生长的植物。阳明经调理的同时,配合少阳,理同此。最常用的配穴法,即足三里配阳陵泉。

足阳明配手厥阴理气安神。足阳明善降腑气,手厥阴长于理胸中气,以足三里配内关,是以作为调畅胸腹气机的重要配穴法。另外,足阳明善治精神疾患,《选经》中已讲。而手厥阴属心,关乎心神。故以三里配大陵,是调神定志的较常用配穴法。

足少阴配手太阴降肺逆气。足少阴经足部穴如照海、然谷善降逆气,尤善降肺气。手太阴经又与肺脏密切相关。所以用照海、然谷配尺泽、孔最,都是治疗肺气逆的常用方法。不过,两经配穴中最著名的,当属列缺-照海。这一对窦太师《针经指南》所载的配穴法,及其所谓"八脉交会穴"的理论,对后世影响深远。其他三对配穴分别是:公孙-内关,足临泣-外关,申脉-后溪。篇幅所限,不再展开。有兴趣的朋友,可以在知网检索,会找到大量临床应用的报道。

三、从部配穴

从经配穴,注重在经线的方向,从协同和呼应两个角度,发现人体不同部位之间的联系,配合应用以期增效。从部配穴,更强调的则是纬线方向。纬线世界里,邻近的协同,表现为一个部位上同纬度各点间的配伍,如胸痛刺膻中配心俞;远隔的呼应,表现为不同部位中同纬度各点间的配伍,如腹泻刺天枢配阴陵泉、尺泽、委中。

从部配穴中运用协同思路的机会相对较少,主要体现在躯干部。如以天枢穴调治肠腑疾患,其效不显时,可配合同纬度的大横、肓俞以增效。在背部,两肺俞与其间的身柱穴相配治疗肺病,两心俞与其间的神道穴配合治疗心病,诸如此类,并不罕见。同纬度范围内,跨越经线幅度最大者,当属前后配穴法。上文所举膻中配心俞,即是其例。《针灸学》教材中,往往以"俞募配穴法"归纳之。不过,无疾个人的临床体会是,这种前后配穴的方法,在实践中并不太好用,因为一前一后,留针不方便。不得已应用时,只能先取一处速刺不留针,或侧卧位留针。

值得注意的是,从部配穴的方法,一旦与经线结合,协同的范围就从线扩展到面。也就是说,当某穴被选为主治穴,则其周围的一小片区域内,都可能作为配穴备选范围。常用者如百会配四神聪,即在百会及前后左右各一寸处同取,共图安神定志之功。

实际上,更多从部协同配穴的方法,主要用于治疗筋肉类疾病,常见者如颈肩腰腿诸痛。譬如当下针灸科常见的,在项部、腰部密集重刺几排针的方法,基本思路即属从部协同。这类疾病的治疗强调"以痛为腧",各个病症选穴配穴方法各不相同,具体内容留待《治法》章再讲。以下谈两种呼应思路指导下的从部配穴法:上下配和左右配。

1. 上下配

上文本经配中提到了关于上下相配的内容,这里着重来讲。对针灸临床来说,经脉理论的核心价值,在于提示了一个规律:人体不同部位之间存在相对特异的关联。关联的具体内容,在《针理》章讲过;联系如何指导临床,在《选经》章讲过。这里要谈的,是经脉理论指导下的上下配穴方法。

最直观的上下配法,即六阳经手足部穴(尤其是足三阳经足部穴)与头面部穴的配伍。这样的实例很丰富,以下逐经来看。

手足阳明经在头面部的分布基本一致,主要在口鼻及面颊部。学习至此,或许已经可以达成一种默契:但凡提到阳明经,首先在头脑中出现的,就是人体正前方的图像;具体到头面部,就是口鼻周围。同理,少阳在身侧,在耳周;太阳在背后,在头项。上文提到同名阳经远隔配穴时,个人更倾向于认为讲"本经上下配"更恰当,正是出于这一考虑。

如果从针灸临床出发,注重经脉循行,而非腧穴考证的话,将二经头面颈项部(甚至躯干部)诸穴作为二者的"共用资源",或许是学习、应用针灸更方便且有效的策略。也就是说,针灸临床上,在头面部选穴时,只要认清是阳明经

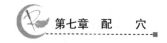

穴,无论手足,在配穴治疗时,都可以从手足阳明经末端选穴与之相配。**都是阳明一家人,手足兄弟,分别无益**。这些常用穴包括:四白、迎香、地仓、颊车等。相应的,手阳明经合谷-三间穴,足阳明经陷谷-内庭穴,乃至商阳、厉兑,都可以是参与阳明经上下配的常用穴。

类似的配穴,如手足少阳在上之耳门-听会-翳风等,与在手之中渚-液门配,或与在足之侠溪-临泣配治疗耳聋耳鸣;少阳在上之角孙-率谷等侧头部诸穴,与手足中渚、足临泣等配伍治疗偏头痛。足太阳在上之玉枕等头部诸穴,与手之腕骨-后溪配,或与足之通谷-束骨等配治疗头痛;手足太阳在上之天柱-大杼-天宗等项背部穴,与手足后溪、昆仑等配伍治疗项背僵痛。

除了同名经,在头面部,如果以现有《针灸学》教材或国家标准(腧穴所归属的经脉)为依据,会发现腧穴与经脉的关系相当复杂。举个例子,耳前有非常邻近的三个穴,耳门、听宫、听会,分属于手少阳、手太阳和足少阳三条经脉。但从诊疗疾病的角度,此三穴除作为耳病的局部选穴外,其他应用价值并不太大(仅个人体会)。既然如此,单从位置出发,将三穴同认为属于少阳经(无论手足),似无不可。三穴中具体取何处作为治疗点,可依《取穴》法为据。作为远端的呼应,均可从手足少阳中渚、足临泣附近求治。

以上提到一些较陌生的穴名,对初学者来说,或感压力骤增。不急,对照腧穴位置图,结合上文讲到的经脉分布规律,了解大体位置即可。市面上关于穴名解释的书不少,也不妨随手翻看,或可在不经意间发现某穴的有趣解说,可以加深印象。分部介绍周身腧穴的位置、取法和指下特点,将是后面《取穴》章的主要内容。

除了上述结合经脉与分形的上下配穴方法外,从**传统腧穴理论**出发,**也是上下配穴的重要思路**,常用者如募穴-下合穴配治疗腑病。如中脘-足三里是治胃病的极常用配穴法,局部疏导与引气下行相合,共谋通降腑气之功。临床又常配以内关,以期胸中畅达,协助腹泻通降,成为治疗胃病的经典处方。类似的,天枢-巨虚是治疗腹泻、便秘等肠腑疾患的重要配穴法。相比之下,背俞穴与原穴配合治疗脏病的机会要少些,治疗操作不便或是主要原因。不过,肾俞-太溪配,仍是肾不足时,激发肾气的重要方法。

上述上下配穴法,都有一个共同特征:**上穴在病患局部,下穴在肢体远端分形相应处**。这是上下配穴的主要内容。除此以外,还有一种思路可以归入上下配法,即上下肢穴相配,如公孙-内关。实际上,上文从经配穴中,大量运用的正是这种配穴法。这里不必再行赘述,只想对其中一个比较有特色的方法,作些介绍:错部配。

所谓"错部",首先建立在分形结构基础上。举例来看,在《选穴》讲到的大分形结构中,小臂部内关对应心胃部,在小腿部对应同样部位的则是三阴交。从经纬考虑,二穴严格对应,其相配的方法,属同一分形级别下的同部相配,姑且命曰"同部配"。同样是心胃部,在足部小分形结构中,对应的则是公孙。这里**将属于不同分形级别下的同部相配,称为"错部配"**。勉强释之,这种配穴方法,首先建立在从部配穴的基础上,而从部配的理论依据主要是分形。分形有级别,级别有大小,同级为同,不同级为错。从这个角度看,上文提到的八脉交会穴配伍方法,则公孙-内关、足临泣-外关属典型的错部配,后溪-申脉、列缺-照海则更倾向于同部配。

之所以对错部配穴法单独来讲,是因为这种方法对临床选穴颇有启发,可以在很大程度上拓宽治疗思路。如虎口合谷部,在小分形结构中对应整个胸腹部,下肢大分形结构中,三阴交处对应心胃部,阴陵泉-地机部对应腹部、小腹部。故遇心胃不适,可选三阴交-合谷,腹泻肠鸣可用地机-合谷。接下来的问题,上下既定,左右何为?

2. 左右配

除少数处于正中线上的单穴外,人体大多数穴均为双穴,左右各一。这使得左右穴的选择成为一个重要问题,无疾受此困扰十年有余。实际上,左右问题,是一个涉及选穴和配穴两方面的重要问题。《选穴》章中未及详讲,这里着重谈一谈。

左右的选择,首先与病位在经在络有关。所谓在经在络,可以参考第四章《断法》中"断气病有无"一节。简单来说,诊脉,**脉不平则病在经,脉调和则病在络**。经与络相对,经如树干,络如树枝;经如干流,络如支流。假如身体两侧各有一条大河流过,两寸口脉处,便如两个重要的观测站,可以洞察整条河流的信息,也就是左右半身自上而下的气血运行状况。当某一侧寸口脉(无论寸关尺部)出现异常,说明这一侧的气血问题比较严重,调整治理的重点,自然要放在这一侧;譬如黄河泛滥,需要治理的自然是黄河而非长江。故**脉病于左则选左,脉病于右则选右**。

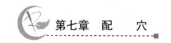

另一种情况是,虽然患者身有疾苦(主要是四肢及部分项腰背部的疼痛),但从脉诊无法察得异象,说明病变的发生,并非因为大河故障,也未导致干流异常,身体大局尚稳。出现疼痛的部位,只是因为局部的小支流发生淤堵,也就是病在络。此时无须对干流施行疏导,实际上,对主干的治理也无益于支流恢复正常。需要的,更多是对支流问题的梳理,也就是患处局部的治疗。这里有个问题,针对局部的治疗,怎样才能实现更好的效果?

问题的回答,仍会涉及中西医治疗理念的差异。西医治疗强调医生的作用,恢复是在医生、药物的大力帮助下实现的;对中医来说,恢复过程则主要由患者完成。当局部气血运行受阻,针刺局部有助于宣散已经壅滞的气血,但运行状态的恢复,要靠的仍然是自身气的推动。自身的气,在怎样的状态下,才能更好地推动局部气血运行呢? 运动。**针刺治疗局部疼痛类病症时,往往要求患者自行活动患侧肢体**,立意即在于此。当然,医生仍需尽可能起到辅助作用,比如选择健侧与病患局部相对应的部位针刺,谋求呼应。于是出现了针灸科常见的,患者手上留着针,同时活动颈项或腰背或肩或膝的情形。

说回来,脉无异象,大局尚可,其病在络,此时的左右选择,以何为据呢?举例来看,右项僵痛,两脉无病,刺左外关。《内经》称为"缪刺"法,但解释较繁琐,这里尝试给出自己的解释。颈项肩背与外关相应如父子,左右则如兄弟。如此右项部与右外关如父子,与左外关则如叔侄。当右项僵痛且右脉病,如父亲遇到大难,亲儿子(右外关)必须前往救助;而右脉不病,是问题较轻,侄子(左外关)过来帮一把就可以了。也就是说,这种情况下的**左病取右,并非出于"必须",而是因为"可以"**。换句话说,两脉不病时,选右外关是否也可以呢?理论上和实践上,都是可行的,只不过常会遇到一个操作层面的问题。如前所述,局部气血疏通要靠运动。但如果在同侧施针,运动常有不便;对侧的优势于是变得明显。

这里还有可能遇到两个问题:如果局部疾患与整体异常同时存在,左右该如何选择? 如果出现问题的部位与脉象异常的方向不一致,左右该如何选择?第一个问题,先调整体,再治局部。譬如黄河泛滥,旁边的支流也有问题,当然要先治理黄河。第二个问题,通常须以脉象为准。也就是说,如果患者出现右侧头痛,但脉象上右侧尚可,而左关弦硬明显,选阳陵、太冲调治时,重在左侧。

以上所讲,主要是关于左右的选择。那么,左右之间又需要怎样的配合呢？左右相配的问题,可能涉及三种情况。一,躯干与远端配。如右侧头痛而左关脉弦,选左侧太冲、足临泣配右侧局部角孙;右侧头痛而见右寸脉弦滑数,选右照海、足临泣配右侧局部角孙。这种配穴法即是上述左右选法的具体应用,本质上与左右配穴关系不大。二,同穴左右配,如两足三里同治。当面对的问题较严重,或经单侧穴治疗效果不及时,可以考虑双穴同用以增效。如右关脉弦硬明显,是脾胃寒凝气滞象,选穴可双三里、阳陵并用,以增强疏导及引气下行之力;不过施针时须明确,所重在右,左侧旨在配合。三,上下肢左右配,如右公孙配左内关。手足穴相配时,左右的选择曾令无疾最感棘手。业已成形的配穴方法是,先从脉诊定病气所在,再以患侧下肢穴为主,配健侧上肢穴为辅。这种重下轻上的思路,基于"足为干,手为支"的认识,详见《选经》。

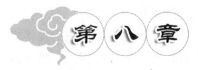

第八章

取 穴

前面三章所讲,是在面对病症时,如何从经度、纬度、深度三方面着手,选择出恰当的治疗部位,即选穴;以及如何通过配伍,获得更好的治疗效果。选穴一旦完成,接下来就是取穴的过程,即通过按循查找,来确定最终的治疗点。传统直至现代针灸理论中,对选穴和取穴的区分,始终没得到应有的重视。实际上,二者间分别很明显:选穴讲思路,讲方法,讲知识;取穴讲手法,讲心法,讲感觉。从过程看,**选穴,主要靠头脑分析;取穴,则主要靠心手感觉**。以下结合经与部,对人体各部取穴时常见的手下感觉,及其临床意义,作些介绍。

在介绍之前,有必要先了解一下中医针灸用以计量人体长度的单位:同身寸。与通常计量长度的单位,如古代的寸、尺、丈,及现代的厘米、米、公里等相比,同身寸最大的特点在于,其绝对长度因人而异,没有固定标准。举例来看,小臂从腕到肘的距离为12寸,无论高矮胖瘦皆然。对针灸取穴来说,这种"等比缩放"的同身寸计量法无疑更合理。针灸学上,周身各部骨的分寸都有定数。不过,对爱好者而言,记忆大量数值的意义并不太大。这里介绍两种最常用的同身寸简便取法:拇指宽约1寸;四指并拢,四指宽度约为3寸。下文各部取穴定位时,这两种方法将非常常用。

一、上肢部

1. 小臂段

小臂大体呈椭圆柱体,内外分明,内为阴,外为阳。经脉在小臂段的分布非常标准,即内侧太阴在前,厥阴在中,少阴在后;外侧阳明在前,少阳在中,太阳在后。

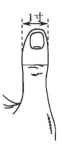
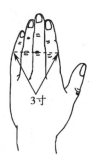

《选穴》章中讲过方便记住经脉名及其所在位置的方法：阴经从前到后**太厥**（谐音作"缺"）少，阳经从后到前**太少明**。切循按察的具体手法，在《诊法》章中详细讲过，这里不再赘述。需要提示的是，初学者按察时，切循滑动速度宜慢不宜快，这样才有机会细细体会指下感觉。以下逐经来看。

无疾按：为了描述方便，这里有必要介绍一点点解剖知识：桡骨和尺骨。小臂部有两根骨，靠近拇指侧的一根是桡骨，靠近小指侧的一根叫尺骨。医学上常用桡侧和尺侧来标识方向。

手太阴经　在小臂内侧前缘。

定位：屈肘，在肘窝中可触及一条粗大肌腱（肱二头肌腱），肌腱的桡侧边缘即尺泽穴；寸口脉动处为太渊穴，两穴相连即手太阴经所处。再次提示，**经脉并非一条精确的线，模糊些、朦胧些、写意些，或许更符合经脉的本来面貌**。同时，本章中讲到的腧穴定位，将以方便取穴操作为原则，不强调国标位置。希望详求腧穴标准定位的朋友，不妨参照《针灸学》教科书。

应结：手太阴经小臂段是应结高发部位。其上段，尤其是尺泽穴至其下方三寸左右的区域，更常为应结密集出现的所在；应结严重者，太渊以上全线均可及。常见的应结，多呈小结节状，指下按之，细小者如米粒，稍大者如黄豆粒、花生粒，更大者可如蚕豆。细小应结，随处可见；较大的应结，多出现在尺泽至其下三寸的范围内，或在孔最穴附近。从外形看，多呈团块状或米粒形，边界多较清晰，也有相对模糊者。从分布看，可单独出现，也可在尺泽穴下方成片出现。从质地看，小者多较硬，如生米粒、豆粒，大者往往相对柔软如熟鸡蛋清，其中心区或可及硬核。在应结处切循按察时，患者往往有明显的疼痛、酸胀感。

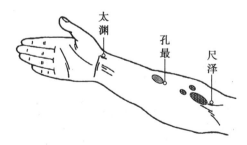

诊疗价值：上段近尺泽处应结，往往反映腹部有邪气羁留日久，常见者包括寒邪、湿邪、气滞等。结合《诊法》章中对应结类型的描述，根据质地、大小和

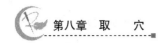

分布状况,可以大体判断邪气的属性及程度轻重。通常质地越硬,则腹部寒邪羁留时间越久;质地柔软,往往反映有湿邪或气滞。下段近寸口处的应结,常单粒出现,往往表示肺脏有旧疾,如肺体素寒,经常外感咳喘等。手太阴经小臂段通体可及的应结,表示体内气机窒闷严重,可参见《选经》章中拇指腱鞘炎案。针对应结处的针刺治疗,可以调畅局部气机,并通过感应的方式梳理胸腹滞气。

无疾按:所谓**取穴,即以手指触按的方式确定最终的治疗点。**至此或可对前面提到的观点,穴的存在主要是为了描述方便,有更深切的体会。假如没有"尺泽",怎样准确描述体表应结的位置呢?而一旦大体位置已经明确,剩下的治疗点确定,就可以交给手指而非头脑来完成了。需要注意的是,有实体形态的应结一旦出现,往往表明疾病时间已经较长,从无形的气滞,渐而演变为血瘀、湿阻、痰凝。与单纯气滞不同,这种有形应结,通常难以在很短时间内发生明显改变。也就是说,针对应结处的针刺治疗,其对局部形态结构的影响需假以时日才能显现。

手厥阴经 在小臂内侧中间。

定位:屈肘,在肘窝中可触及粗大肌腱的尺侧边缘即曲泽穴;屈腕握拳,手腕上方明显可见两条肌腱,沿两肌腱间的缝隙直上至曲泽,即是手厥阴经所在。

应结:手厥阴经应结常见于肘部曲泽穴下方 3 寸内,以及腕上 3 寸附近(内关穴上下),严重者小臂段通体可及。应结形态与手太阴经相似,细小结节形状质地如小米粒,随处可见;较大的结相对柔软,主要出现在小臂上段近肘处。从患者接受按察时的感觉看,上段(曲泽下方)常见刺痛、胀痛;下段(内关附近)常见酸痛、胀痛。

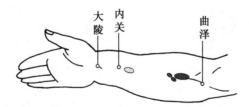

诊疗价值:无疾个人经验有限,已发现的关联,主要与心脏相关。凡因心气劳伤、肝气郁滞、痰湿阻闭等引起的心脏气血瘀滞,均可致使出现手厥阴经

应结,且往往左侧更严重。针刺有助于调畅气机,缓解心胸部憋闷、疼痛等不适症状。

无疾按:《选穴》中提到,心与胃位置接近,与内关相应,故可通治。实际上,从纬度考虑,内关所在(腕上 2 寸)主要与心相应,而胃在心下。所以遇到典型胃部症状如胃痛、恶心、反胃等,需要从内关调治时,可在内关上方(腕上 3～4 寸附近)探察应结,施行针刺。

手少阴经　在小臂内侧后缘。

定位:紧屈肘,在肘横纹尺侧尽头处即少海穴;腕上尺侧高骨尽处可及脉动者即神门穴,两穴相连即手少阴经所处。

应结:手少阴经应结多见结节及条索。条索常见于少海穴下方,细者如针,粗者如圆珠笔芯。细小结节如米粒者散布,大而边界不清的气结主要出现在腕上 3 寸上方。按察感觉与手厥阴经相似,上段常见刺痛、胀痛;下段常见酸胀。

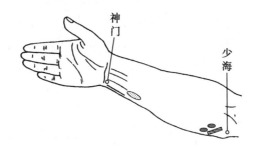

诊疗价值:与手厥阴经相似,反映心脏异常,梳理心脏气机,以左侧为重。

无疾按:需要注意的是,与经脉的模糊属性相似,应结现象也有模糊的一面。当心肺问题严重时,或肠腑问题明显时,在小臂内侧到处可及大大小小的应结,近肘部尤其明显。此时要严格区别此应结属何经,反映何种病症,难度很大。实际上,这也是只注重取穴而忽视选穴者会遇到的问题:周身应结如云,如何下手? 一个相对可靠的方法是,先从脉诊确定病位,再由选经、选部确定治疗的大体部位,最后通过取穴决定最终的治疗点。

手阳明经　在小臂外侧前缘。

定位:屈肘,在肘横纹桡侧尽头处即曲池穴;竖起拇指,手腕部会出现明显的肌腱,肌腱间凹陷处即阳溪穴。两穴相连即手阳明经所在。

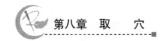

应结:曲池下方三寸附近,是应结聚集之处;所见应结以细小结节为常见,小者如小米粒,大者如大米粒。值得注意的是,曲池以下三寸左右的范围内,往往可及明显压痛,多为酸胀痛,人群中发生概率极高。

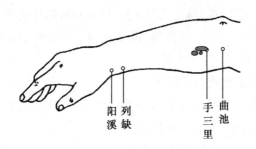

诊疗价值:就无疾目前有限的临床经验看,与手阴经不同,阳经小臂段出现的应结,对内脏病症的诊断价值不太大,更侧重于反映同侧肢体的气血郁滞状况。对手阳明经来说,曲池下方应结往往与同侧颈项、肩臂部的应结同时出现;针此处应结有助于整条经脉所过区域的气血通达。

无疾按:个别腧穴,由于局部解剖特点,几乎不会出现应结反应,如列缺。其穴在手阳明经腕横纹上 1.5 寸左右,属典型的"皮包骨"结构。由于从经纬两个角度,列缺都与咽喉部相应,且操作方便,故针对咽喉部异常,可直接取穴治疗。

手少阳经　在小臂外侧中间。

定位:小臂外侧明显有两骨并行,两骨间的狭长区域即手少阳经所处。

无疾按:手少阳经定位及取穴时,会遇到一个常被忽视的问题:姿势。经脉定位时采用的标准姿势,是自然站立,双手自然下垂。而针灸临床取穴时,患者上肢所处的姿势,通常是手背或手心向上。手三阴经及手阳明经的定位,以肌腱和皮肤褶皱为标志,受姿势影响较小。但手少阳和太阳二经,定位需要以骨(尤其是尺骨,即小臂部二骨中近小指侧者)为标志,而骨在姿势改变时位置变化非常明显,做个简单的实验就可以了解。

屈肘,手心向胸,在小臂外侧正中,用笔划线标识;再将手心向下,观察位置变化,会发现标识线向后偏斜,且越向上,偏斜越明显,基本已行于小臂外侧后缘。这种体表位置改变的现象,对手少阳经取穴影响很大。以手背向上姿势取穴时,需要注意略向后偏。

应结:手少阳经应结多见于腕上 3 寸至 6 寸上下,外关穴上方。应结多呈结节状,大小不等。细小者如米粒,粗大者如枣核,甚者如蚕豆。

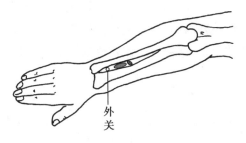

外关

诊疗价值:外关上方应结对颈项、肩臂两侧少阳经所过处的病症,有较好的诊断和治疗价值。

无疾按:外关附近(腕上 3 寸),常可及偏大而软的结节,对肝气、脾气的郁滞有较好的治疗效果。或者更明确地说,针此穴调左右关脉(以左侧为主)之弦象,每获佳效。不过,从临床观察的结果看,**单纯依靠这种方法得到的关脉调和状态,往往不够稳定**。常在起针后不久,即恢复弦象,且症状改善不够明显。相比之下,通过《配穴》章中所讲的方法,对周身各部全面调治后,脉象改善的稳定程度,及症状的缓解效果,都有明显提升。所谓"以正合,以奇胜"。没有一整套常规诊疗思路作依托,一味强调单穴奇效,大事或终难成。

手太阳经　在小臂外侧后缘。

定位:手背向上,沿尺骨下缘直上,即手太阳经所在。

无疾按:与上文手少阳情况相似,手太阳经定位取穴时,也会遇到姿势改变的问题。自然状态下,经脉位于小臂正后方。但手背向上时,经脉的体表位置转至小臂内侧,行于尺骨边缘,与手少阴经邻近。

应结:手太阳经应结多为米粒状结节,沿尺骨边缘散布。

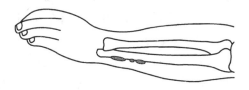

诊疗价值:对颈项、肩背部病症,有一定诊疗价值。

无疾按:手太阳是受姿势变化影响最大的一条经脉。手臂自然下垂时选定的尺骨下缘,变换姿势到手背向上时,经脉会转到小臂内侧靠近手少阴经处。这种位置变换会给针刺治疗带来很大不便,因为手背向上的姿势临床最为常见。无疾个人临证需要用到手太阳经小臂段时,经常采用另一种替代方法:手背向上时,不在小臂内侧,而是在小臂外侧尺骨边缘,与手少阳经邻近处取穴。临证观察的结果是,这种方法探察得到的应结,对项背部有相对确定的诊断和治疗价值。

2. 手段

与小臂部不同的是,手部较小,取穴基本无须计量,直接以骨为度即是。以下讲述也不再分经,直接从部从穴而论。

无疾按:这里仍需补充一点解剖知识:掌骨和指骨。顾名思义,即手掌之骨与手指之骨。自拇指至小指,与其相应的掌骨分别称为第一掌骨,第二掌骨……第五掌骨。掌骨与指骨间的关节,即掌指关节,其命名一如上法。

鱼际 在手掌桡侧赤白肉际上。应结常出现在近指端(第一掌指关节上方)。在小分形结构中,鱼际与对侧下肢髋部(实际是髋部的外侧)相应,可通治对侧下肢外侧诸疾。又因位处手掌,在整体身形中与足踝部大体对应,故对踝部扭伤有佳效。

无疾按:这里对手部诸穴的定位,可以说只是对穴的一种借用。鱼际穴标准定位在"第1掌骨中点,赤白肉际处",这里则将"中点"延伸至第1掌骨在赤白肉际处的整条线。与将穴明确定位到点相比,这种方法显然更模糊,"不精确"。不过,正是这种模糊的特点,为 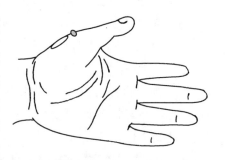 指下感觉保留了一点空间。使得**最终治疗点的确定,并非完全出自头脑中的设想**,更需要医生用心体验指下的感觉,倾听身体的语言。而针刺,或许本该如此。**医学,总要留下一点空,交给心**。

合谷 在手背虎口处,第二掌骨边缘。应结形态以小结节为主,也可见条索。细小应结通体均可及,小者如小米粒,大者如大米粒,甚者如枣核大小,通常附着于掌骨上,不可移动;个别位于根部附近者可以滑动。条索常见于第二掌骨根部近腕处,多呈纵向或斜向分布。结节质地软硬不等,条索多偏软,按之多有酸胀痛感。

在小分形结构中，合谷区处食指（应上肢）与拇指（应下肢）之间，其内部可以通达整个手掌（应躯干），故与整个躯干部相应。以远心端应上之心肺，近心端应下之两肾；以左应左，以右应右，是得以"通治一身"。其中，左手合谷近指端通左寸脉，诊治心脏诸疾；左中段通左关脉，诊治肝脏；左近腕端通左尺脉，诊治左肾；右手同理，依次诊治肺脏、脾脏和右肾。

与寸口脉诊法相比，左右合谷应结反映病症的时间周期较长。可以理解，内脏气血运行异常日久，从无形到有形的聚集缓慢发生，由此及彼的感应现象缓慢出现，应结才会最终形成当下的景观。而脉象所反映的气血运动，则是时时进行的。

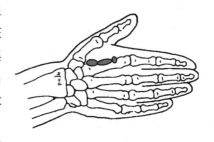

无疾按：合谷穴作为人体第一大穴（从临床实用角度看），有很重要的诊疗价值，通诊一身，通调一身。不过，与上文外关穴相似，合谷所处位置决定，针刺此穴对寸口脉象的直接影响较大，但对周身气机的影响仍嫌有限，可参《选穴》章中对合谷的论述。相比之下，无疾个人更倾向于，如果条件允许，尽可能先不碰合谷，从周身入手，且以周身穴为主体，调理周身气机。其效力仍嫌不足时，再启用合谷。如右尺无力，从右太溪调治良久，右尺脉象仍不见起，配复溜依旧无效，可取右合谷应结与之相配，以期增效。

又是一个小插曲。局部应结与人体的关系究竟如何？曾经有位中学同学，多年不见，聚餐后问起身体状况。因餐后气血隆盛于胃，真相难现，诊脉不便，故在合谷穴按循以为诊察。惊讶地发现，第二掌骨居然全线光滑如月，不见一粒应结。迄今为止，除此例外，再未遇到。原来这位同学不知从哪里听到的说法，只讲此处有结，身体有病；此处无结，身体无病。于是终日掐按，且无事即独自揣摩，见结即掐，以至于应结全无。

首先肯定，这个方法对身体是有益无害的。只不过，合谷在全身视野中，是一个小小的局部；此处的应结，是全身病理反应在局部的表现。针对局部，应结全消后，周身经历感应而做出良性调节是可能的，但调节的力度，能大到扭转形势吗？其他部位的应结，也会随之消失吗？放眼看，针对某一局部的针灸疗法，对整体有调节作用是可信的，但力度大小值得推敲。

中渚　在手背第 4、5 掌骨间。应结以横向条索为主,细者如针,粗者如箸(筷子)。条索全境均可见,可独立出现,也可并列出现,严重时甚至密布成片,按 4、5 掌骨间(尤其是近根部处)坚硬如石。与别处应结不同,中渚附近应结切按时,除酸痛外,还常有麻木感。中渚部应结对肝气郁滞所致的少阳诸症(尤其发生在头颈部者),如偏头痛、耳鸣等,有较好的诊疗价值。

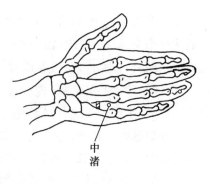

中渚

后溪　在手掌尺侧赤白肉际上,与鱼际穴相对。应结以肌肉僵硬为主,多出现在中段或靠近手腕处(即腕骨穴)。对项腰背部疾患有较好的治疗价值。

无疾按:赤白肉际处,针刺往往疼痛明显。个人体会是,项腰背部诸疾,如果需要从手太阳经调治,用上文讲到的方法,在小臂部诊、治的综合效果,并不逊于后溪。

少商　在拇指末端两侧。应结反应主要为压痛,按察方法为:以拇食二指分别捏住患者拇指指甲两侧,向内挤压,有问题的一侧,往往疼痛更明显。点刺放血,对急性外感咽痛有较好的治疗效果。

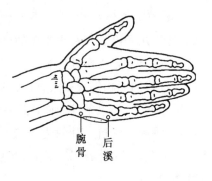

腕骨　后溪

无疾按:少商辈四肢末端穴,是无疾读大学时颇感费解的一类穴。按《经脉》篇,十二经四肢部的起止部位,通常只讲"出其端","起于××之端"。但在腧穴中,十二经起止穴所在,大都在指端的某一侧,或内或外,很容易记混。如少商,标准定位在"拇指桡侧指甲角旁 0.1 寸"。问题是,为什么不是指端,而一定在指甲后呢? 进一步,为什么少商在内侧(桡侧),关冲(第 4 指末端)在外侧(尺侧)呢? 再进一步,少商究竟是在拇指甲根部的上方、外侧还是外上方呢? 为什么? 如果穴在外侧,那么内侧相应部位有没有哪些诊断治疗的价值呢?

很长时间内,问题都没有答案。直到整个针灸学的体系在心中慢慢形成,对穴有了全新的认识,问题的答案,才慢慢清晰起来。对针灸医生来说,需要的,并不是古书上记载的说法各异的穴名和定位,也不是现代标准化的腧穴规范,而是当下如何确定针刺治疗点的方法。**前人的经验,可以为当下的治疗提供指引和启发,但不应该是唯一的标准。确定,需要靠医者的手指去感觉,去把握。**

回到问题本身,对少商和大多数手足末端穴来说,指端和指甲根后方(无论内外),区别或许不像想象中那么大。非紧急情况,取穴时,可采用上文提到的按察方法,也可以用指甲在局部轻轻掐切,取压痛明显处为治疗点。情势紧急须刺破出血时,直接取指端为穴,亦无不可。

商阳 在食指末端两侧。应结反应、按察方法及治疗价值,均与少商大同。

无疾按:少商与商阳,点刺放血同治咽痛,有何区别?这同样是个困扰无疾多年的问题。时至今日,基本思路是:**咽痛初起,首选商阳;迁延数日,首选少商。**或以咽局部情势为据:令患者张大口,观察咽后壁。凡**两侧红赤化脓为主者,首选商阳;凡咽后壁中间充血明显者,首选少商。**大抵取阴阳表里意。至于最终治疗点的选取,仍可遵循少商取穴的按察方法。

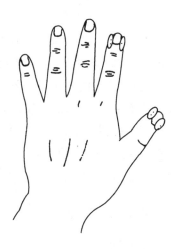

中冲 在中指末端。从经脉看,中指属手厥阴通于心。小分形结构中,中冲对应头顶。指端针刺放血很疼,普通病症一般不用。当高热、中风等导致气血直上冲逆时,中冲才是泻风火邪气,临危救急的大穴要穴。以下举一例以示其用。

王某,女,4岁。2016年1月8日诊。

外感咳嗽微发热5天,服人参败毒散加减,咳嗽已转。两天前(1月6日),夜一点左右,家长觉孩子发热,时测体温38.5℃。于身柱穴浅刺皮内针一枚,约半小时后大汗热退。1月7日凌晨,热又起,复于身柱埋针(前日所埋针已自脱落),热又退。

今日(1月8日)凌晨一点半,家长发现孩子寒战、手足逆冷、烦躁哭闹、无法入睡,未测体温。察手足凉、胸腹热。于后背及风池、风府行梅花针,在身柱、神道、至阳、筋缩四处埋针后,安睡。

约半小时后测体温,示44℃。察手足仍逆冷,头面温度不高。但见手及头部抽搐。亟察脉象,右寸关浮滑数,飘忽不定;左寸独大,滑数实硬有力。是心

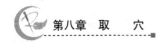

火炽盛,欲生风象。亟以采血针在左手中指端点刺放血,血出如涌,挤出约50滴后,出血势转缓。复刺左手大指端,出血约10滴。

刺血期间周身大汗淋漓,头部汗出如水洗,扪之滚烫,手足亦然。是热势得宣象。刺血期间,小儿哭闹欲小便。之后欲饮水。之后神安语清。之后安睡。约半小时后测体温示39.1℃。再执脉,左寸及右寸关仍嫌滑数,左寸较甚。已能安卧,手足热。晨起体温降至36℃,脉象仍如前,喉中痰鸣,微咳,大便干硬。予小陷胸合小承气一剂。

胆星3g　黄连3g　全瓜蒌9g　生大黄5g　枳实3g　厚朴3g　冰糖15g
药后次日脉象转平,热未再起,瘥。

无疾按:此例小儿高热案,其势凶险,这里只对刺血点的选穴思路作些解释。脉象左寸独大,滑数实硬,是心火炽盛上攻象,从经、纬考虑,中冲都是首选。此例火邪炽盛非常,中冲刺毕,恐余邪羁留,但右脉无热邪上攻象,右中冲不宜泻。左侧与中冲相似,从分形应于头者,唯拇指端,详参《针理》。另此例本有外感,刺之有益无害,故取。

二、下肢部

1. 小腿段

无疾按:为了描述方便,这里也介绍一点解剖知识:胫骨和腓骨。小腿部有两根骨,靠近足大趾侧,较粗壮的一根是胫骨,靠近足小趾侧,较细的一根叫腓骨。体表可触及胫骨的两个边缘,正前方为前缘,内侧为后缘;前后缘之间为胫骨面。

小腿与小臂不同,基本呈圆柱体状,内外不够分明,以下用前、侧、后、内来区别。取自然站立或端坐,两腿并拢为标准姿势。其中阳明在小腿正前方,少阳在小腿两侧,太阳在小腿正后方;两腿相对靠拢的部分为内侧,容纳足三阴经。足三阴经小腿段的大体分布为,厥阴在前行于胫骨面上,太阴在中行于胫骨后缘,少阴在后。太阴与厥阴之间的交叉,《针理》章中讲过。不过在本章中,这一点相对不太重要。以下逐经来看。

足太阴经　在小腿内侧胫骨后缘。

定位:沿胫骨后缘,自上而下,即足太阴经所处。其上端胫骨后缘弯曲处,即阴陵泉穴;直下至内踝上3寸处,为三阴交穴。

应结：足太阴经小腿段是应结高发部位，常见于阴陵泉至其下方 3 寸范围内，以及三阴交附近两个区域；应结严重者，全线均可及。常见的应结形态，以结节为主，也可见柔弱及凹陷。结节小者如黄豆粒或枣核，稍大者如蚕豆，甚者可如成人拇指大小。出现柔弱时，往往是经脉整体柔弱无力，按之如泡烂的面条；其间常又可发现较硬的结节。凹陷常见于三阴交附近，循经切按时，指下在某处陡然陷下如坑；凹陷处上下可如常，但多见气结或湿结象。从质地看，柔软近乎无形的气结，柔软有形、指下黏滞的湿结，以及坚硬如石的寒结，在足太阴经上均可触及。经历所及的范围内，以湿结最多见。在应结处切循按察时，患者往往有明显酸胀、疼痛感。

诊疗价值：足太阴经小腿段，是经脉诊察和治疗的重要部位，对脾胃病的性质和程度，有重要诊断价值；对胃肠气机的调畅，以及湿邪的祛除，有重要治疗意义。具体来看，从应结性质（虚实、质地）可以判断病性属寒、湿、气滞，还是气虚，如上不赘述。从应结的质地、大小、数量，可以判断体内邪气的严重程度。通常结节质地越柔软，病情越轻浅；越坚硬，邪气（寒为主）越盛越深；结节体积越大、数量越多，病势越重。相应的，治疗难易有别。

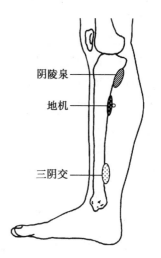

以柔弱为主的应结，主要反映气虚状态。**气虚状态，是治疗时必须考虑的因素**。如第一、二章所讲，针刺得以治病，主要是通过对人体正气的激发而实现的。如果正气尚充盈，只是内部人心涣散，针刺犹如外敌入侵，可以让内部力量迅速团结，一致对外，产生类似"格式化"的治疗效果。作为针刺者，此时无须顾忌太多，以针告知病位所在即可。但如果人体的状态，不只是涣散，还有积贫积弱，针刺模拟外敌入侵时，就需要认真考虑人体的承受能力，避免加重损耗。

无疾按：通过应结大小变化来把握病势，需要考虑质地因素。《诊法》章中讲过一例，阴陵泉下 3 寸地机穴附近有一大硬结，贴附胫骨，坚硬如骨。针刺后嘱患者平日自行按揉。一周后复诊，发现应结明显变大。仔细揣摩，发现应结周边的一圈，不像内核般坚硬，且越向外柔软的趋势越明显。思忖是寒邪渐

113

化象。果然一月后,外周气结尽散,原有大寒结明显缩小。

足厥阴经 主要在小腿内侧胫骨面上。

定位:小腿内侧前方,明显可以触及大块平整狭长的骨,即胫骨面。此骨面下段区域即足厥阴经所处。

应结:特殊的位置特点决定,足厥阴经小腿段出现结节等有形应结的机会极少。应结反应主要以压痛为主。压痛部位随处可见,但比较明显的压痛常出现在内踝上 3 寸附近,及胫骨面上端。

诊疗价值:足厥阴主要与小腹前阴部关联,其应结对该部病症如月经病、白带病、小便病有较好的诊疗价值。

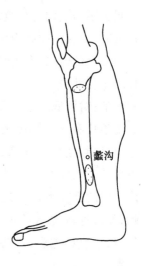

蠡沟

无疾按:足厥阴经有一点需要特殊说明:经脉交叉现象。按《经脉》篇,以及更早的《十一脉》,足厥阴在小腿段均与足太阴经发生交叉现象,这在十二经中是绝无仅有的,《针理》章曾讲过。这里从取穴的角度,提出一点个人对此现象的认识。

根据目前个人临床经验,有两点可以明确:一是足太阴经小腿段(即胫骨后缘一线),及足段(即足内侧赤白肉际前段),对胃肠病均有确定的诊疗意义;二是足厥阴经足段(即第一二足掌骨间,太冲穴上下),与中医肝脏及小腹前阴部有特异性关联。对照经穴图不难发现,这两点决定,在小腿下段,太阴、厥阴经的分布,一定是厥阴在前,太阴在后。

不过,继续向上至大腿段时,会遇到一个问题:与太阴经相关联的胃肠在上,与厥阴关联的小腹前阴在下。二经并行的话,这种关联必然无法通过经线表达。所以,交叉是必须的。接下来,在哪里交叉?

按《经脉》篇,交叉发生在内踝上 8 寸处,足厥阴经转向后,与足太阴交叉,行于太阴之后。查马王堆《十一脉》,发现两个不同版本对此记载有异:一说 8寸,一说 5 寸。因《十一脉》成文早于《经脉》篇,可以认为,《经脉》作者选择了 8寸的说法。也就是说,交叉的具体位置,古人给出的说法未必一致。那么,站在今天,从临床观察的角度,会有怎样的发现呢?

回到厥阴所处的胫骨面,会发现一个问题:足厥阴从内踝上,无论 8 寸或 5

寸,转行于太阴之后,剩下的胫骨面上段就没有经脉分布了。那么,这一段如果出现应结,还有临床意义吗?实践证明,膝关节下方 3 寸内,仍然是应结现象相对高发的区域。初步观察的结果是,这一段与胫骨面下段的诊疗价值基本一致,与小腹前阴部相关。至此,无疾个人观点是,取穴过程中,整个胫骨面,自上而下,统属足厥阴经;交叉发生在胫骨上端,膝横纹附近。

面对经典,面对先贤智慧,首先需要的是尊重与聆听。没有恭谦的态度,没有好学的精神,没人愿意讲给我听;即使讲了,我也可以听不见。不过,**我需要的不是一味倾听,不能永远在做加法,否则千年累积的古训,就会变成无法承担的重负。我需要睁开眼睛去观察,伸出双手去探索,转动头脑去思考,敞开心灵去体验。**

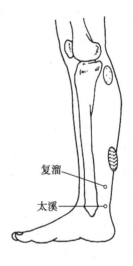

复溜

太溪

足少阴经 在小腿内侧后缘。

定位:足内踝后明显凹陷处即太溪穴,从太溪直上,与胫骨后缘并行,即足少阴经所在。

应结:以肌肉僵硬和压痛为主。僵硬主要见于内踝上 6 寸附近;压痛全线可及,近膝关节处往往更明显,常见酸胀、刺痛。

诊疗价值:对中医肾病所致腰背痛,及局部受寒引起的小腿抽搐疼痛,有较好的诊疗价值。

足阳明经 在小腿正前方胫骨前缘外侧。

定位:自然站立时,胫骨前缘处小腿正前方,明显可及;其外侧肌肉隆厚处,与胫骨前缘相去 1 寸左右,即足阳明经。本经本段涉及三处要穴:足三里、上巨虚、下巨虚。经度一致,足三里在膝眼(膝关节两侧凹陷)下 3 寸处,上巨虚在三里下 3 寸,下巨虚在上巨虚下 3 寸处。

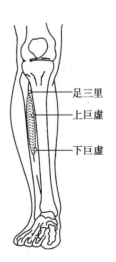

足三里
上巨虚

下巨虚

应结:以肌肉僵硬和条索为主。肌肉僵硬全线可及,常见于足三里至下巨虚;纵向条索多见于足三里附近。结节相对少见,可散发于各部。应结处按压,多见酸胀感。

无疾按:需要注意的是,运动员或经常从事参加体育运动者,小腿部肌肉发达。按察时,须强调嘱其放松,否则绷紧的肌肉容易掩盖应结,形成误判。

诊疗价值:肌肉僵硬主要反映胃肠气滞或寒凝,偏柔者以气滞为主,坚硬者多寒凝。三里附近纵向条索,多与胃肠寒邪有关。局部针刺,有助于胃肠气机畅达、下行,激发阳气,消散寒邪。

足少阳经　在小腿正侧方。

定位:小腿膝下正侧方明显可及一球状骨,为腓骨头,其前下方即阳陵泉穴;从腓骨头直下至外踝,即足少阳经所在。

应结:以条索、结节和肌肉僵硬为主。纵向条索多见于阳陵泉下方,僵硬多见于小腿中段;结节相对少见,多集中在阳陵泉下 3 寸范围内。按之常见刺痛、酸胀感。

诊疗价值:足少阳应结对肝气郁滞诸症,如胸胁满闷,郁郁寡欢,口苦等有重要诊疗价值。

足太阳经　在小腿正后方。

定位:膝后窝中为委中穴。委中直下至跟腱,即足太阳经所在。

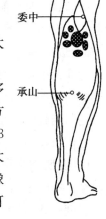

应结:以结节、条索和肌肉僵硬为主。结节及条索多见于委中下方 3 寸范围内,结节严重者,可以在小腿后方密布,更有甚者可遍及整个下肢;僵硬则常见于跟腱上 3 寸至 6 寸附近。结节多呈球状或团块状,小者如绿豆,大者如蚕豆,更大者可如核桃;质地多坚硬,其偏柔者如橡皮,较硬者如石块,属寒、瘀之结。结节可零星散布,也可呈片出现,在手掌大的区域内密布。条索多呈斜向分布,小者如胶囊,大者如拇指。应结处按之常见刺痛、酸胀感。

诊疗价值:足太阳应结对项腰背部疾患有重要诊疗价值。其中,委中及其下方应结,主要反映腰部病症;跟腱上方区域应结,主要反映项背部诸疾。从其应结大小及数量,可以判断病势轻重。常见年纪轻轻,在委中下方可及成片应结者,多属常年呆坐不知活动,以致腰部筋肉劳损、气血郁滞,局部进入早衰节奏。对局部应结施以针刺、按揉,有助于相应部位(尤其是腰背)的病症恢复。

2. 足段

与手相似,足段讲述也不分经,直接从部从穴而论。同样需要补充一点解剖知识:跖骨和趾骨。前者相当于手的掌骨,后者相当于指骨。命名方法也一样:第一跖骨,第二跖骨……第五跖骨。跖趾关节命名法亦同前。

太白·公孙　在第一跖趾关节后,赤白肉际上;太白在前,公孙在后,与手之鱼际穴相应。应结以压痛、柔弱和僵硬为主,压痛常见于第一跖骨两端,二穴标准定位处,柔弱往往见于整个区域。二穴对诊治脾胃病有重要价值,《配穴》章已有详细介绍,不再赘述。

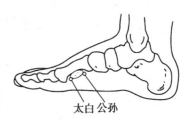

太白公孙

太冲　在足背,第一、二跖骨间,与手之虎口相应。应结以条索和结节为主。条索多横向分布,细者如牙签,粗者如圆珠笔芯。结节细小者如米粒,大者如黄豆。应结常见于区域两端(标准定位之太冲穴与行间穴处),也可见于中部;可散布,也可密集成片。与合谷相比,太冲穴所处的第一、二跖骨间,空间相对狭小。所以当应结密集出现时,可以将整个区域填满,按之如两骨之间填入一块僵硬的木头。按压太冲应结,常见酸胀、刺痛感。太冲周边应结,对诊治中医肝脏疾患有重要价值。其应结性质,往往与肝郁程度密切相关;刺之有助于肝气疏解。

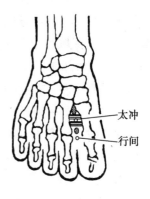

太冲

行间

太溪　在内踝与跟腱间凹陷处。应结以结节和凹陷为主。结节多为柔软的气结、湿结,表示中医肾脏有邪气(主要为水湿邪)羁留。常人太溪处可见微有凹陷。应结出现时,凹陷可明显如深坑,从跟腱两侧捏之仅薄薄一层如煎饼;严重者连整条跟腱都会变薄。目前见过最甚者,两条跟腱薄如刀锋,表示肾精严重不足。针刺太溪,对激发肾气有重要临床价值。

117

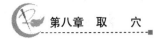

　　照海·申脉 在内(外)踝直下骨尽处。应结反应以压痛为主,多为酸胀痛。是针刺治疗失眠的经典穴。

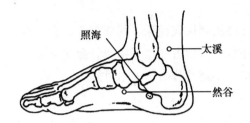
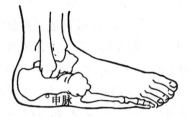

　　无疾按:按标准定位法,二穴位置当在内、外踝下方骨缝中。但从临床应用看,此位置极浅,针刺颇有不便。故个人针刺时,多取再下方的"骨尽处"。无论按循应结,还是针刺治疗,效果都更具优势。

　　然谷 在照海前骨下方,与公孙仅一骨之隔。应结反应以压痛为主,多为酸胀痛。是针刺降心肺逆气的大穴要穴。

　　无疾按:照海-然谷间的一段,是降心肺逆气最直接有效的区域。火气上逆者如咳喘胸闷、失眠咽痛等,但见寸部脉滑数有力,上冲鱼际,即可取用。左脉上逆则刺左,右脉逆则刺右。取用时,切循探求其压痛最明显处针刺即可。

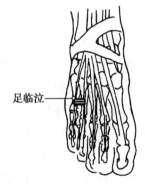

　　足临泣 在足背,第四、五跖骨间,与手之中渚相应。应结反应以压痛为主,可表现为酸胀、刺痛、麻痛等,亦可见细小条索。对半身诸疾,尤其是头颈一侧病症如偏头痛、突发耳鸣耳聋等,有较好的治疗价值。左右选用,以脉(关部为主)为度。左脉病则刺左,右脉病则刺右;脉不病则可取对侧。

三、头颈部

　　与四肢部相比,头部应结以压痛为主,结节、条索等很少见,且主要用治局部病症。针灸临床取穴时,从局部按循找到其压痛最明显处浅刺即可。颈项部应结,主要集中在后方和两侧,以肌肉僵硬为主。出于安全考虑,这里头颈部穴只讲一个:百会。在头顶正中,略有凹陷,按之酸胀。心火亢盛见失眠、烦躁等时,按百会则酸胀痛明显。在百会前后左右各 1 寸处,名为神聪,常与百会配以增效,可参《配穴》章。

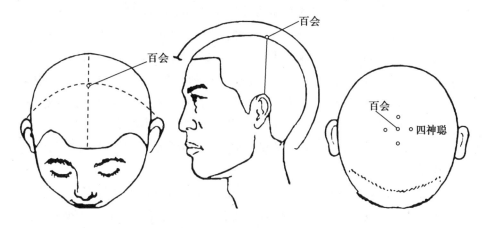

四、背部

背部是诊治脏腑病的重要部位。初学者面对背部标记得密密麻麻的经穴图,常会不知所措。实际上,背部穴虽然貌似繁杂,规律却非常明显。简单地说,肺病就在肺对应的体表局部取穴,肾病在肾对应的体表局部取穴,诸如此类。这样讲不免粗糙,临证取穴时,总需要一个相对确切的部位,作为下手处。综合考虑安全性、重要性与实用性,这里主要介绍五脏背俞穴的取法。

首先谈一谈背俞的定位,仍从经纬两方面入手。先看经线。五脏背俞所在经线的位置,虽然历代曾有不同看法,但正统观念还是被广泛认可的,即在背正中线旁开 1.5 寸处。不过,此线所过处,其内部已涉及重要内脏如肺、心等,对初学者来说,针刺安全颇有隐患。实际上,类似的问题在古代也同样存在。古人想到的办法,是尽量靠近脊柱取穴。针灸学中赫赫有名的所谓"华佗夹脊",即以中线旁开半寸为穴,其实正是华佗一派取背俞穴的方法(参《医心方·卷二》)。

或有疑问,经线所在,能这样轻易的变动吗?这里有必要再作些解释。与四肢不同,躯干部经线的重要性相对较弱。其间的道理,在《学中医》中曾有提及,这里可以相互参照。对整个身体而言,四肢宛如江河,躯干则如海洋。江河构成的联系,以上下游为主;海洋则更强调区域。也就是说,**从四肢十二经诊疗疾病时,首重者在经,经脉的远隔效应是发挥作用的关键;而在躯干诊治**

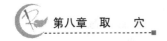

时,首重者在区域,经线因而次之。对比背部同纬度腧穴的主治,会发现均有大体相同或相似的作用。如身柱-肺俞-魄户同治肺脏诸病,脊中-脾俞-意舍同治脾胃诸疾。上文小儿高热案中取身柱治发热的经验,原理即在于此。

实际上,详考《内经》,明确说五脏背俞在中线旁开 1.5 寸者,在《灵枢·背俞》。但仔细阅读会发现,原文中明确讲到:"灸之则可,刺之则不可"。也就是说,这种取穴方法,更适合用艾灸,而不适合针刺。在《素问·血气形志》中又讲到的一种背俞取穴法,堪为"灸刺之度"者。详考其经线所在,约为中线旁开一寸处。因此可知,取背俞穴针刺时,出于安全考虑,须尽可能靠近脊柱。对于入门级的针灸爱好者,无疾这里郑重建议,**以中线旁开半寸处,作为取背俞的经线标准**。

再看纬线。五脏背俞各自所在的纬度,与经线相似,虽有各家之说,但至今已达成共识。具体来看,肺俞在第三椎下两侧,心俞在第五椎下两侧;同理,肝俞在九椎下,脾俞在十一椎下,肾俞在十四椎下。歌曰:

三五九一四,肺心肝脾肾。

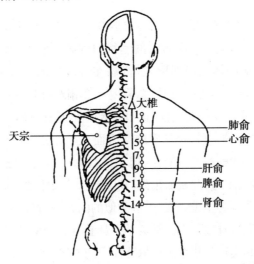

这里涉及一个关于"数椎"的小知识,在《学中医》中曾讲过,这里有必要再做一点简要提示。所谓"椎",即后背正中线上可见的一粒粒高起的骨头,专业术语叫做"脊椎棘突"。在背部数椎,有三个重要标志:大椎骨(低头时项部凸起的高骨处),肩胛骨下角(活动上肢时,可触摸到的肩胛骨最底端),和髂前上棘(即胯骨两侧高点处)。具体计数时,从大椎骨开始,大椎骨记为0,其下方为第1椎、第2椎……至肩胛下角平对第7椎,髂前上棘则与第16椎在同一水平。

以上所讲,主要是五脏背俞穴的定位法。至于其取穴方法,《内经》中有明确说法:"欲得而验之,按其处,应在中而痛解,乃其腧也"。即以压痛为取穴依据,这一点在今天针灸临床上仍有重要指导价值。除压痛外,目前发现在背俞附近的应结表现,主要是肌肉僵硬,僵硬甚者可因挛缩而隆起。僵硬在五脏背俞附近均可出现,多与相应内脏病关联紧密。背部见肌肉隆起者相对较少,无疾所见的数例,主要发生在肝俞脾俞位置,或左或右。俯卧位时,可见局部明显隆起呈一团。多因常年肝气郁滞,或脾胃寒湿气滞所致。

除五脏背俞外,背部还有一处常用、重要且安全的大穴,值得一提:天宗。肩胛骨大约呈三角形,天宗在其正中处。因其内部有肩胛骨覆盖,通常不会刺到内脏,所以相对安全。能见到的应结反应,以压痛(酸痛)为主,多与劳累有关。所谓劳累,并非重体力劳动引起,更多是长期伏案工作所致。针刺、按揉此处,对缓解背部酸痛、僵硬等不适效果良好。又因与心肺处同纬度,对心肺疾患有辅助治疗作用。此外,同纬度者还有乳腺,且前后部位大体相应,故对乳腺增生所致胀痛,也有较好的缓解作用。

五、胸腹部

出于安全考虑,胸部穴中只介绍一个最重要的大穴:膻(音 shàn)中。前胸正中,与诸肋骨相连的骨为胸骨,胸骨正中即膻中穴,约平对乳头(女性平卧取)。常见应结反应以结节为主,多为纵向分布的小结节,大小常如麦粒,质地偏柔软,指下多有黏腻感。按压时,患者以刺痛、闷痛感为主。胸腔中主要内脏为肺,肺中所聚以气为要。体内与气运行关联紧密的主要有肺、肝二脏,当二者失常导致气机不畅,膻中常见压痛。胸骨下方即心脏所在,心脏发生的各种疾患,也往往能从膻中穴附近察到应结。故针刺膻中,对肺、肝引起的气滞,以及心脏

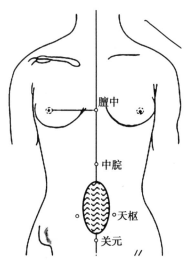

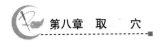

诸疾,有较好的治疗作用。与天宗相似,膻中穴下方有胸骨完全覆盖,针刺治疗相对安全。

　　腹部诸穴中,以上中下三脘、天枢、气海、关元最为常用,对调畅通降胃肠气机效果显著。中脘在肚脐上 4 寸,上脘、下脘分别在中脘上下各 1 寸附近。天枢在肚脐两侧各 2 寸左右,关元在脐下 3 寸处,气海在脐下 1.5 寸处。简单地看,在肚脐上下左右各 3 寸的范围内,是腹部大穴云集之处。以上腹部诸穴常见应结,同样以肌肉僵硬为主。由于腹部平坦宽阔,内容肠腑,气机因寒、食、气滞等而见不畅时,肌肉僵硬可呈板块状,按之可硬如木板甚至石板。僵硬密集出现处,常在脐上之下脘,与脐下之气海附近。

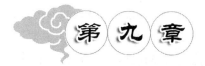

手 法

　　手法是一个相对宽泛的领域。现代针灸学范围内,包括针刺、艾灸、拔罐、刮痧等,其实际操作部分,均会涉及手法。受内容篇幅所限,这里主要介绍与针刺相关的手法。作为一门技术,手法是知识与能力的结合。知识获得靠学习,能力掌握要练习。手法通心,强调感觉;找到感觉则需要用心体验。约略言之,从脑而手得其表,从手而心见其里。

　　介绍针刺手法之前,首先必须强调:**针刺练习,安全第一**!凡上手练习之初,指力未成时,手下轻重不易把握,切忌随意在人体上练习!指力有小成,在人体上练习时,切忌在一些危险部位,如面部眼周、耳周,颈项部、胸部两侧、上腹近肋部、背部两侧练习!在四肢部练习时,尽可能选择小臂、小腿等肌肉较丰厚,且无大神经、血管经过处,如手足三里、外关等入手。待指下感觉日渐丰富,再将范围扩大至其他安全部位。

　　讲完禁忌,回到正题。经过前面几章的学习,对人体、疾病与针灸诊疗,已经有了一些基本的认识,接下来的针刺手法练习,从哪里开始呢?

一、先利其器

　　第一个遇到的问题,是如何选择适当的针。先看型号。针的型号主要包括两部分内容,一是直径,一是长度,通常都用毫米表示。如标为 0.25 * 40 的针,即表示直径为 0.25mm,针身长度(指可以完全刺入的部分,不含针柄)为 40mm。以此类推,0.20 * 25,0.30 * 75,0.35 * 100,就可以理解了。传统针具型号常用 * 寸表示,但由于只标示了长度,看不出粗细,作为标准,已经渐被淘汰。

　　对初学者练习来说,选择适当型号的针具是必要的。一般来说,针越粗、

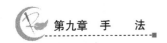

越短,练习难度越小;反之,针越细、越长,难度越大。**刚刚上手练习,推荐用0.30＊40的针**,粗细、长短都比较适合。一段时间后,指力渐长,可以换成0.25＊40的针,再以后是0.22＊40。初起对针刺要领的体会不深,上手即用细针,很容易弯针、折针,一百只针,几天功夫就可以报废掉,白白浪费针不说,还会有很强的挫败感。太粗的针(0.30以上),虽然练习难度比较小,但到实际应用时,因为疼痛太过明显,不容易被人接受,相当于只是把挫败感延后。更重要的是,太粗的针,练不出指力。

至于长度,个人观点,40mm(传统所谓一寸半)的针,最适合练习用。针过短,1寸及以下,基本上不需要练习,直接像锥子一样刺入即可;过长的针,2寸及以上,手持起来会不方便。如此对指力提高都不利。至于品牌,这里不做推荐。无疾本人多年用针的体会是,各品牌之间实际差别并不太大,0.30mm的粗针尤其如此,初学者基本可以忽略。针具选择好,接下来的问题,在哪练习,刺到哪里呢?

传统练习一般要求练习者自备纸巾,多层折叠后,用绳束紧呈井字形,未尝不可。但一来不便,二则松紧不一,难以衡量。也有商家专门为此制作了练针包,按致密程度分级,亲自体验,感觉还不错,可以备选。无疾在针灸教学过程中,发现一个**练针神器:橡皮**。不同品牌之间虽有差别,但不会太大。重要的是,针刺入后,没有足够的指力支持,很难深入。这就意味着,只有通过不断练习增强指力,针刺才能进入更深的层次。器具准备停当,接下来就要上手练习了。

二、指力根基

在正式开始练习前,还需要了解一下持针的方法。通常右手拇、食二指持住针根(针能刺入部分的尽头,与针柄交界处),右手中指将针尖完全含在指腹中。此时可用中指将针身略向外推,令针身微微弯曲。注意:①针身弯曲的幅度不要大,微微即可,过则刺入时易弯针折针;②右手中指含住针尖时,小心不要刺到中指。

右手中指将针身略向外推,作用有二:固定针身,不令刺手。通常提到“固定”二字,容易想到如绳索捆绑般结结实实。这里提示的,是另一种形式的“软固定”。假设毫无支持保护,针刺遇到阻力时,可能会朝四面八方出现歪斜,令

124

针难以刺入。如果在刺入前，故意让针朝着某一侧略弯，其实已经在很大程度上避免了向其他方向歪斜的可能。不过，如果向外推的力量过大，针弯得太过，刺入时，向下的力量会被泄掉一部分，导致针身弯折，反而不利于进针了。这种"软"的方法，"虚"的思想，在中国传统文化中比比皆是，譬如毛笔书法。

除了固定，略推针身后，针尖的方向略向外偏，不至刺伤医者手指。而此时针尖完全含在右手中指指腹范围内，不会刺及其他人或部位，安全可以得到确保。

了解右手的持针姿势后，练习进针时，还需要左手的帮助。可以用左手中指或食指的侧面，切按在橡皮上，指甲向外。右手中指（此时仍将针尖含住）的指腹与左手中指（或食指）的指甲紧贴在一起，令针直立（针身仍向右手侧微微弯曲），向下刺入。

刺入时，首先观察自己的身体是否端正，颈项及双肩、肘、腕是否放松。力量从右肩部发出，贯于右臂，汇聚在右虎口处，最终抵达右手的拇指和食指，令针刺入。整个过程中，用心关注在整个右手臂的动作上，远比注意力单纯集中在针上，更容易找到感觉。也就是说，所谓的手法操作，本质上只是心法的体现。或曰：**手法即心法**。心中或或，指下含混；心明神宁，气定力充。

本质上看，针刺操作虽涉及部分知识，但主要还是能力。**知识可以学习，能力只能练习**。练习的过程，做的就是一件事：复杂的事情简单做，简单的事情反复做。

针刺操作，无论进针、运针（提插捻转）、体验针下感，还是出针，都需要一种力量做基础，即指力。也就是说，**针刺手法的基础练习就是指力练习**。指力练习的方法，就是将上面讲到的进针操作，一遍遍重复演练。练习的目的，是不断增强指力。指力增加的标志，是进针过程变得越来越顺利，发生弯针、折针的机会越来越少。

正因为练习的是指力，所以练习过程中，无须把太多的心思关注在诸如以下的问题上：针是否能一下刺入；针刺入后能否不倒；针一次刺入的深浅；针刺入后，针身是否歪斜，等等。随着指力的不断提升，慢慢会发现，这些其实根本不是问题。问题只在于，针尖能达到的深度，以及针刺到达此深度所用的时间。练习过程中，针刺入的动作，可以分为多次间断进行。只要进针过程中，能感到比较强的阻力，自己的指力就会增强。

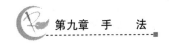

因为练习的是指力,每次持续半小时左右的练习结束后,手指出现酸痛是很正常的现象,类似于通过跳远练习弹跳力,投铅球练习投掷力后,腿和手臂出现的酸痛感。努力练习指力的结果,就无疾个人的体验是,右手虎口处的一小块肌肉会变得充实饱满有力。双手拇指食指并拢时,右手虎口处可以比左手高出一大截。

对指力练习,或有朋友不以为然,以为只要把针顺利刺入即可。现代针具往往都配有套管,用套管做辅助,基本不需要指力也可以将针刺入,何必劳时费力练习指力呢? 实际上,指力练习的意义,决不限于进针的一瞬间,而是会贯穿整个针刺的过程。喜欢武侠小说的朋友,或许会对一个桥段并不陌生:一位高高手被众多高手围攻,当时手上无剑,随手折了条树枝代剑,而将众人逼退不得近身。情节或有夸张,但表达的意思不错。一把剑,在不同人的手中,发挥的力量是不同的;以至于高高手用树枝,也可以起到类似剑的效果。可以说,人与剑近乎融于一体,剑成了手的延伸。

当然,无意每一位中医针灸的爱好者都成为顶级高手,但努力的方向都是一样的。对针的习性不够了解,手欲令其向下,针却向左;欲其向左,针却向右。如此针是针,手是手,针与手的关系尚未协调,医者的心意,怎样通过针的媒介,传递给患者的身体呢? 针与手的融汇,少不了磨合。而习针之初,最重要的磨合,就是指力练习。换言之,**指力练习的方向是,让针成为手的延伸**。

最后,关于指力练习的时间。从既往教学中观察,通常每天保证半小时用心练习,三周左右,指力即可初有小成。指力小成的标志是,以 0.25 * 40mm 的针,刺入 2cm 厚的橡皮,不觉吃力。以此指力,在三里、外关等处进针,患者多已不觉疼痛。

三、治神调气

当在橡皮上的指力练习初有小成,即可以尝试人体练习。将针施于人,首先需要了解的一件事,是治神。所谓治神,指整个针刺过程中,医者需要调整好自己的心神状态,用心体验指下感觉变化,所谓"如临深渊,手如握虎,神无营于众物"。

举个生活中的例子,就可以理解治神的意义。譬如正在写一篇文章,如果心思专注于写作过程,那么马路上汽车往来的情景,喇叭滴滴的喧鸣,就可能视而不见,充耳不闻。相反的,一辆豪车驶过,心思就跟着跑到车子上;一阵喧闹传来,心就跟上去想看个究竟,文章就很难写下去了。同样的,针刺过程中,宁心于手指与针,针下的细微变化,才可能以触觉的形式被心感知。

当然,对针刺来说,这种专心致志,仍非最佳状态。可能会因为太过执着于指下的感觉,而无法接收到一些重要信息,比如患者的神情。更好的状态是,我的心安住在指下的感觉,但同时外界的信息,我仍然可以随时看见、听见。不过,要达到这种状态离不开修行功夫。对初学者,这里只作方向提示,不作具体要求。

除了宁心,个人观点,针刺治神还有两个重要内涵:一曰慈悲,二曰恭敬。慈悲心,是出于对患者病痛的感同身受,慈爱怜悯。有慈心在,手下自然会平添一份柔和,纵使雷霆手法,也不至于伤人。更重要的是,针刺过程中,医患间随时在进行心与心的交流;这种交流,可以发生在目光、言语,以及身体的接触。医者心中的慈悲,无须刻意播撒,就可以被患者感知到。这种温暖,会让患者的心慢慢放松下来,随之气渐安定,后面针刺调气的过程,才会顺畅。试想一位横眉冷对的医者,手里拿着一把针,一言不发,持针便刺,患者会是怎样一种心里体验? 神既逆,气随乱;本欲调气,实则乱气。

恭敬之心,是对生命。医者须知,针刺的对象并非皮肤肌肉,而是一个会思考,会运动,活泼灵巧,充满智慧的生命体。按《内经》的说法,"神气之所游行出入也,非皮肉筋骨也"。面对如此造化天成的生命,心中怎会不升起浓浓的恭敬? 皮肤肌肉、血管神经,只是房屋器皿,其间周行不息的气,以及背后主宰气的神,才是真正的主人。主人不在,房器不久就会破败;有主人在,房器才有了生机。面对这个大化无形的主人,心中怎会不升起浓浓的恭敬?

也就是说,针刺过程中,医者心中并非纯如一潭死水,波澜不起。而是在宁静中略带暖意,在温暖中充满敬意。如此宁心、慈心、敬心齐备,则医者之神已治,可以调气。

针灸治疗的灵魂在调气,调气就会涉及具体方法,包括部位选择,针刺深浅,手法轻重等。部位选择与取定,答案在《选经》、《选穴》、《配穴》、《取穴》各章中;深浅轻重之类法术层面的问题,是下文的重点。这里先把焦点聚集在调气的心法上。

如上文所讲,气是人体有形结构的主人,但气本身无形可察。要调气,首先需要感知到气的变化,所赖在脉,《针理》《诊法》章中已有论述。这里再举个例子,譬如关部脉弦细,是中焦气机郁闭象。考究其理,寸口脉之关部与躯干之中焦,二者位置相应,这种固有频率的相似,成为触发感应的基础。《针理》章对感应发生的机理作过解释,一即固有频率相近,二是要动。所谓的动,无论情志抑郁或饮食寒凉,都会令中焦气机发生郁闭,即所谓动。当这种变动发生,寸口关部脉随之引起共鸣,即表现为弦细象。这是前面已经了解过的,气相感的过程。医者用心听懂气的语言,即所谓"**倾听脉语**"。

现在,医者通过宁心,听懂了身体的语言;出于慈悲心,希望帮助身体解除困境;鉴于恭敬心,不是直接的发号施令,而是希望通过针,传递给身体一个信号:如果着力关注一下这些部位,或许中焦的气机能得到一些疏解呢? 那么接下来,身体如何才能明白医者的心意呢?

针是医患间信息交流的关键。针体纤细如发丝,深入身体而无所苦。悄无声息,只因不想太过打扰。毕竟想说的话只有一句:**是时候起来工作了**。当然,随着对象不同,情势不同,讲这句话时,语气也会有所区别。如果是病卧在床的弱女子,需要的就是和风细雨般,满是呵护关爱的交流:是时候起来工作了吧? 如果是个受到挫折的小伙子,需要的就是振奋鼓舞:兄弟,是时候起来工作了! 如果是体弱多病的老人,需要的就是体贴入微,关怀备至的问询:您试试起来工作一会好不好啊? 是所谓"**凭针达意**"。

医者的心意如此经由毫针传递出去,患者能否接收到,认可程度如何,实际效果怎样,都需要继续倾听脉语来确认,进而再次凭针达意。如此一来一往,医患间展开一场深入而细腻的交流,即所谓"随变而调气"。

不过,整个调气的过程中,少不得一个前提。通俗地讲,是放松;准确地说,叫做空。仍然回到音叉共鸣的比喻。两个固有频率相似的音叉,动其一,则另一会受到感应与之共鸣。这个生活中很常见的现象背后,有一点常被人忽视的前提,即两音叉所处,在空气中。试想将二者同置于水中,共鸣现象会怎样? 再进一步,将二音叉同埋于沙土中踩实,共鸣还会发生吗? 岂止是共鸣,连鸣本身都很难出现了。这提示了一点:共鸣的发生,需要以环境的"空虚"而非"实有"为前提。实际上,如果再向前推进一步,会发现空气仍只是接近空,而非真"空"。因为实有的"空气",对共鸣现象仍有阻碍,会令其声渐弱渐消。可以说,**空,才是感应的媒介**。

针灸所以调气,凭据的同样是体内气的感应。三里-巨虚部与胃肠部相应,在三里处或针或灸,其气之动,会感应于胃肠。这种感应现象,同样需要一个"空"的环境做前提。所不同的,这里的空,并非如空气般可见的空虚状态,而主要是精神层面的,或者说,心的空。理解心的"空"并不容易,不妨先对照看一下心的"有"。心里有什么呢?似乎可以有很多,有家人,有工作,有成绩。又或者说,有美,有爱,有真理。实际上,细细品味,心里有的其实只是一个"我"。篇幅所限,不再展开。当心里满是一个个"我"发出的声音:我要……患者体内气的世界就会变得拥挤不堪,犹如踩实的沙土。心的空,也就是暂时将"我"放下的状态。

或有疑问,这里讲了这么多关于神、气、空,对针灸临床诊疗来说,真的有必要吗?答案是肯定的。先讲一件小事为例。针刺治疗时,如果患者时刻不离手机,或头脑中满是各种纷杂事物,治疗效果常不够理想;而相对心思安静的状态,又或者针刺过程中径自入睡时,效果往往要好很多。

有了空,神已治,听到的脉语却是虚或实,要达的意则是补或泻。此时,需要通过怎样的操作,来达到补和泻的效果呢?

四、补泻留疾

补泻是针刺手法的重要内容,《内经》中即有相当丰富的论述。后世百般变幻,繁复纷呈的补泻手法,究其根源,多根于《内经》。追本溯源,这里先对《内经》补泻的方法与思路做些介绍。

《内经》针刺补泻方法,主要记载于《灵枢·九针十二原》、《灵枢·官能》、《素问·离合真邪论》三篇,涉及多个因素,包括:进针与出针的速度,出针后的针孔处理,进出针与呼吸的关系,以及针刺过程中的动静取向等。以下以实操步骤为序,分从进针、留针和出针三个阶段,看一看《内经》补泻是如何进行的。

补法

1. 进针:患者呼气尽时进针,进针速度宜慢。

2. 留针:久留针,轻手法行针,直到气至。

3. 出针:吸气时出针,出针宜快,出针后按住针孔。

解读:对针刺补泻方法的认识,需要一点想象力。试想一种状态,人体与外界始终在发生气层面的交流,而交流的主要形式即是呼吸。呼气时,体内之

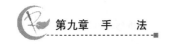

气出于外界;吸气时,外界之气进入人体。现在体内之气不足,说明这种自然呼吸状态,已经无法从外界补充到足够多的气。那么,怎样操作,才能令更多外界的气进入体内呢?

首先是进针时机的把握。如前所述,吸气时经历的是外界之气进入人体的过程。希望更多的气进入患者体内,当然要充分把握好这个时间段。所以,最好选在呼气与吸气之间的空当进针。对吸气过程来说,这是从零到一的关键时刻。接下来,在整个吸气环节中,慢慢进针,旨在令外界之气有更多机会进入体内。至于要慢到何种程度,《内经》没有讲。个人观点,应该不超过一个吸气时段,约2秒。进针后,又该怎样操作,才能让气源源不断地进入体内呢?

施行补法时,人体之气处于不足状态。刺入体内的针,如果持续扰动不休,只会令本已亏耗的气更为消损,所以大幅重刺的手法是不可取的。但完全置之不理的话,又相当于凭天由命,补法的效果难以保证,医者的作用也无法体现。《内经》给出的方法是,轻刺激以"候气"。轻到怎样的程度,《内经》中有详细描述,持针的手指似乎在动,又似乎没有动;所谓"如待所贵,不知日暮",仿佛在等候一位国家领导人,唯有等待,不能催促,但心里隐隐然有一点小焦虑。耐心等待,只为气的到来,即所谓"气至",是正气来复象。在此过程中,针宛如一根天线,向外界持续发布信息,将外界之气聚集于此;而医者的作用有如媒介,秉心凝神,沟通人体与外界之气。

正气一旦来复,针刺补气的任务也就基本完成了,收尾工作又该如何开展呢?还是要先选好离开的时机。呼气时,体内之气外出,此时出针,难免令刚刚补充进来的气外泄,影响效果。而吸气时,趁着外界之气的进入,悄无声息地离开,无疑是更好的选择。而静悄悄的离开,当然越快越好。接下来看泻法。

泻法

1. 进针:患者吸气时进针,进针速度宜快。
2. 留针:强调吸气时捻针,宜重手法,直到气至。
3. 出针:出针宜慢,边出针边摇大针孔,出针后不按压针孔。

解读:泻法主旨在驱邪。试想另外一番场景:体内存在邪气,这个邪气是有生命,有感觉的。作为外援,针希望进入体内,帮忙把邪气驱赶出去。那么,何时进针才是最佳时机呢?一定不在呼气时。呼气时,周身气的运行方向都是向外，此时突然从外面进来一个与众不同的人，太容易被体内的邪气发现了。最好是在吸气时，趁着外界之气进入身体，针可以浑水摸鱼般掺杂其间，不让邪气有所察觉，所谓"无令气忤"。同时，为了尽量避免被邪气察觉，当然进针速度越快越好。

接下来留针过程中，怎样操作才能更有助于驱逐邪气呢？像补法操作一样，始终安静等待大概是不行的，总需要通过较强的手法，把体内正气激发起来，被鼓舞的正气才有可能祛邪外出。这里又会涉及一个问题，鼓舞正气，需要持续进行，还是阶段性地开展？《内经》给出的说法是，进针后，并不要求持续行针激发正气，而是强调在吸气时重用捻转手法。推究其理，逐邪本质上是由正气来完成的。目前体内存在亢盛的邪气，说明正气本身不足，所谓"邪之所凑，其气必虚"。持续激发正气，可能会加重对正气的损耗。更好的选择是，在人体得到外界之气援助（吸气）时，里应外合，向邪气发起进攻。直到邪气大势已去，正气来复。

邪气最终排出体外的过程，是在出针时完成的。为了确保邪气最大程度地被驱逐出人体，出针过程中，速度宜慢不宜快。同时须摇大针孔，以便邪气排出；不去按压针孔，也是同样的考虑。

不敢说以上的解读，就是古人的本意。但就《内经》范围内，如此理解，确实让诸多补泻操作看上去有理可循。不难发现，这是一个古典的补泻观念，根于人体与外界之间的关系，即天人合一。**所谓补，即设法从外界补充气到体内；所谓泻，即尽力将体内的邪气驱逐到外界。**其中，医者的作用非常重要，是沟通人体与外界的灵魂。而这套仪式化的操作，似乎一直在提示医者，治疗时心中须秉持怎样的意念。因为医者之意，会直接影响补泻的结果。

时至今日，针刺补泻的思路，已经可以通过一个全新的视角来认识。中医自古有句谚语：有病不治，常得中医。是说患者即使不经任何医生诊治，也可以依靠其天然的自愈能力，让相当多的疾病得以康复。如果对这种自愈能力加以评估，大约相当于一个中等水平的医生。从这个角度看，**针刺治疗的意义，就在于促进和激发人体的自愈能力**，这一点在前面的第一、二章中已经涉及。现在的问题是，站在这个角度，所谓的针刺补泻，该怎样认识呢？

当身体出现虚或实的状态，身体会自然生出一种强烈的意愿，希望重新回到那种"阴平阳秘"的和谐中去；并为此付出努力。实际上，大多数情况下，这种努力的效果都是不错的。否则,一次小小的外感,一次不当的饮食,一次情绪的波动,都可以让人毙命。不幸的是,我们常常有一颗奔腾不息的心,其间充斥着各种"我要"的声音。对气(劳力)血(久视)精(房劳)神(思虑)的损耗,对寒(冷饮)热(辛辣)燥(吸烟)腻(肥甘)的嗜好,每每因此而生。所谓虚实,只是当这些损耗偏嗜对身体的影响,超过自愈能力范围时,呈现出的状态。必须要提的是,出现虚实状态时,作为身体,只是无力纠偏,而非无意为之。针刺补泻的效果得以实现,根本即在于此。

所谓补,是对虚证患者施行治疗,终令其虚象改善的过程。这里讲的虚弱,并非到了卧床不起,甚至奄奄一息的程度,而是时常感到疲乏倦怠,工作能力因而下降的状态。追本溯源,这种不足象的出现,大多是因为过劳,即上文提到的劳力思虑之类。此时身体虽有意愿,让自己重回那个充实有力的状态,却已无力为之。面对这样一个虚弱的朋友,我们站在旁边,希望给予帮助,应该怎样做呢?

我们一定不需要大声怒斥甚至拳脚相加,最好选择轻声细语的交流。在针刺,则以轻柔手法为主,包括进针、出针和整个行针过程,都无须强调患者的任何感觉。医者指下,但觉沉紧即是,点到为止。至于交流的具体内容,仍是那句话:"是时候起来工作了吧?"毕竟,最终能走出困境,靠的还是患者自己的身体。当然,身体在工作过程中,朋友仍然有必要在旁关注。一则鼓舞士气,二则观察动静。一旦发现身体已经可以进入到相对正常的工作状态,且能稳定运行,作为朋友也就可以离场了。行针期间,提插幅度极轻微,只在沉紧交界处,薄如纸片的范围内操作即可。从外看来,这种提插动作几无形迹可察。最终脉象平复,即可起针。

相应的,泻是对实证患者施行治疗,令其邪实之象改善的过程。再次强调,将邪气驱散化解,所依赖的仍然是人体的正气,而非医生。针刺泻法的价值在于,激发鼓舞人体正气以逐邪。这里以寒邪为例,看看泻法的过程。

贪嗜冰冷饮食,寒邪在胃肠大量积聚。阳气不堪重负,而遭阴寒困厄。不过,虽被闭阻,阳气希望摆脱束缚,温散寒邪的意愿从未消失。当此之时,针刺怎样才能帮助阳气把寒邪驱散呢?过轻的手法,效力难免不足。面对阴森狰狞,已将我团团包围的敌军,派一支小分队前往作战,无异于白白送死。不战则已,战必一鼓作气,歼灭敌人有生力量。所以,手上须秉刚猛之气,决绝之意,捻转如击鼓。考虑到我方在长期与阴寒对峙过程中,处境已属不利。一味强攻,总有涸泽而渔之嫌。个人行以上刚猛手法,很少连续超过 3 次。留意脉象变化,稍事休整可以再攻。

以上是关于补泻手法的基本认识,操作方法与思路。并不全面,如泻热邪、湿邪、风邪的方法,与泻寒邪其实有别,且留待《治法》章中再详讲。这里想说的是,如前所言,**手法即心法**。徒然记下手指操作的步骤,于心中意念全无察觉,或补或泻,其效若何,恐不可期。所谓"粗守形,上守神","粗守形者,守刺法也",所论大抵如是。

除补泻外,针刺操作还会涉及一个重要问题:留针。在第一、三章中分有论述。这里稍作总结,详其未尽之意。决定留针时间长短的因素,《内经》给出的说法是,"热则疾之,寒则留之",即热证留针时间宜短,寒证宜长。此外,无疾个人体会是,诸邪中,湿邪黏腻,对气机的阻滞明显,留针宜久;诸虚证中,阴精不足者,化气生精较慢,留针时间往往比气虚、阳虚更久。至于决定留针起针的关键,凭据仍然在脉。寒之弦紧已转柔和,热之滑数已趋安静,湿之濡软已聚有力,气滞弦细已转调达,气虚无力已显强健,血虚细弱已渐充盈,即是本次针刺治疗结束的标志。

最后,关于补泻,还有一点补充:**并非所有的针刺操作都需要补泻**。实际上,无疾个人临证过程中,大多数穴的针刺,都不会施行补泻手法。只是得气后,任由身体自行调节。

五、气至得气

当针刺手法落实到操作层面,还有一个非常重要,也备受关注的话题:手下感。古代针灸理论中有两个概念,与手下感关系紧密,一曰"气至",一曰"得气"。两概念纠葛颇深,一言难尽。有意详求的朋友,可以参阅赵京生老师编《针灸关键概念术语考论》,这里只述其大略。《内经》中,**气至是针刺后正气平复之象,以脉象调和为标志**。《难经》中,**得气是医者右手针下的沉紧感,是施行补泻手法的前提**,是判断针刺深度的重要依据。气至在前面已经多次讲到,这里不再重复,重点讲一下得气。

作为医者,针刺时右手拇、食、中三指下的感觉非常重要。所谓得气,本质上正是如此得来的一种感觉。与知识不同,感觉无法被理解;除非亲身体验,否则很难被真正认识。感觉还包括多个来源，如视觉、听觉、触觉等。来源不同的各种感觉间，存在一个有趣的现象：虽性质有别，却可以互通。举例来看，自古对浮脉的描述，都常用到一个比喻，如木船在水中漂浮；这是将从静止图片中得来的视觉，通于指下触觉。滑脉之象，如圆盘上滚动的珠子，是将动态视频形式的感觉，通于触觉。这种感觉互通的现象，从佛家思想中可以得到较合理的解释。

感觉的发生，需要经历两个步骤：一是我的眼耳鼻舌身意与外物相接触，二是这种接触被我心感知。我的眼睛看见一个杯子，首先是因为眼睛与杯子发生了接触，继而这种接触被我心感知；各种感觉皆是如此。所谓视而不见、充耳不闻，大抵就是接触并未被心感知的状态。既然各种不同途径发生的接触，殊途同归于心，那么心的感知结果，心弦被撩动的状态，就可能跨越不同属性的感觉而相通。

讲了许多关于感觉，是因为这里涉及一个自古就难度很大的问题：得气该如何表达？换言之，得气究竟是怎样的一种感觉？对这一感觉的描述，至今流传最广的，当属《标幽赋》中的一句，"气之至也，若鱼吞钩饵之浮沉"。说的是，针下得气的感觉，有如鱼儿吞钩，倏忽间沉了一下。更明确的解释是，"轻滑慢而未来，沉涩紧而已至"。也就是说，所谓得气，大体是一种沉、涩、紧的感觉。以下试举一例沉寒痼冷案，来体验一下紧涩之感。

高某，女，62岁。2013年8月诊。

患者右腰腿痛十余年，近月来因感空调寒气，腿疼加重。行走不利，略跛，弯腰不便。察脉右尺弦紧明显。针腰局部及委中后，脉弦紧象略缓。以5寸芒针刺右环跳，针体几乎尽没。时感整根针被紧紧裹住，如蟒缠身，丝毫动弹不得，此寒邪极盛象。留针约10分钟后，针仍被牢牢缠紧。再约10分钟后，针略松，予小幅度提插。再约10分钟后，针下渐松，缓缓出针。针毕自觉右腿轻松。次日复针如前法，针下紧象已明显好转。嘱常于患处自行艾灸，以温散寒邪。

此例针下所见之紧涩感极强，抽插不动。按"沉涩紧而已至"的标准，属于典型的得气状态。问题是，如此得气，对针刺治疗来说，价值究竟何在呢？按《难经·七十八难》，得气与否，可以决死生，所谓"不得气，是为十死不治也"。按《标幽赋》，这种病气来至的速度，直接关乎疗效，所谓"气速至而速效，气迟至而不治"。但无疾切身体会,却并非如此。且看一桩往事。

十几年前,无疾大学毕业实习时,在针灸科病房遇到一位老先生,中风后1个月,左半身不遂。家境困难,家人关系也较生疏,孤苦伶仃。当时的治疗方法主要是输活血药,配合针刺。带教老师指导下,由无疾在患侧进行针刺。时感右手下空空如也,仿佛针入豆腐,与通常针刺感觉很不一样。此时,看着老先生慈祥又充满期待的目光,总希望自己能多些帮助。而当时的观念即如上所述,以为得气才是针刺起效的基础。不得气,不是白扎了吗?于是想起另一位老师曾经讲过,要增强得气感,可以做单向捻转手法,人为造成滞针。果然,大幅单向捻转后,针下涩滞明显。心中暗喜,这下终于得气了!这一点,从患者痛苦的面容上也能感知到,虽然老先生一直在鼓励:扎得好!不解的是,等到起针时,发现即便如老师所讲,反向捻转后出针,仍觉一段段涩滞不畅。当时的针还不是一次性,而是高温高压消毒后反复使用的,所以需要每天把用过的针做整理。当天整理针具时,发现有几根针很奇怪,针尖不弯,但针身有一段好像被什么东西缠住,要用力擦拭才能去除。待到仔细查看,发现是一圈暗红色的细丝。当时惊出一身冷汗,这不会是老先生的肌肉纤维吧!时至今日,老先生当年殷切的神情仍然历历在目。心中的愧疚,也一直伴随到今天。

如果指下得气感并非判断针刺疗效的依据,其临床价值又是什么呢?在《选穴》章"选层"一节中曾有提到一个问题:针刺深度如何把握。医生在指下所凭据的,主要就是这里讲的得气。当针下遇到上述的阻挡感、紧涩感、沉重感,抑或只是轻轻淡淡的一抹,往往提示此处针刺已到位,将针尖留在这一层,或略略突破一点即可。在较大的应结(多为寒结、湿结)处针刺时,可以在左手的帮助下,将针身贯穿此结,所凭据的,仍然是沉紧为主的得气感。不留意右手指下是否得气,一味用蛮力,针刺过程则浑如盲人骑瞎马,不但疗效会受影响,危险也可能随时发生。此外,医者手下得气感觉的变化,还可以辅助判断疗效。上面沉寒痼冷案中,得气感从如蟒缠身的极度紧涩,转而相对疏松,即寒邪势衰象。

讲了这许多,回到最初的问题:得气究竟是怎样一种感觉?借用上面提到的感觉互通原理,无疾这里用尽可能贴近生活的事物,来描述一下个人体验过的得气感。

得气并非某种单一感觉,在不同的情景下,得气可以有多种不同的表现形式。有时,得气感如针刺到木板、石板,略可深入,但进入过程步履维艰;这种感觉主要来自针尖,在腹部,尤其是脐周中脘、下脘、气海一带较常见。有时,得气感如刺入橡皮,提插费力;这种感觉来自针身与针尖,在刺入寒结时常见,肌肉丰厚处也较常见。有时,得气感如行走在一条泥泞的小路上,滑溜而黏腻;此感主要来自针尖,部分来自针身,在腹部脐周及手足太阴经近肘膝关节处常见。感觉还可以有很多种,譬如刺到一张纸片,刺入一团棉花,刺破一个水泡,抑或在空气中触碰到水面。然而更多时候,得气感只如湛蓝天空中一朵洁白的云彩。刺上去有东西吗?有。有什么呢?又好像没有。

得气作为一种感觉,本质上只有通过亲自体验,才可能真正了解。只是对未入门者来说,在真切体验之前,需要对这个感觉的世界有一个大体的、朦胧的认识。而经由头脑分析的方式来认识,无异于南辕北辙。在心的领域里,理解往往是没有意义的。通过以上各种比喻,无疾希望的,只是将陌生的得气感,与生活中曾经熟悉的感觉,对接。期待下一次,当未曾体验过的指下感撩动心弦时,似曾相识。

后世讲得气,常以患者出现的酸麻胀痛等针感为是,至今依然。对此说法,无疾个人持保留意见。患者的感觉,个体差异很大。有人轻轻一碰即呼痛,有人强力捻转仍无觉。作为医者,很难以此为依据作出判断。相比之下,基于长期实践而体验到的手下感,其稳定性和可把握程度都要大得多。同时,对针刺起效来说,酸麻胀痛等针感,并非必须。非但如此,太过强调患者针感,可能反而影响疗效。针刺调气,仰赖人体自身的自动调节,人体调节,需要相对宽松的环境,即神要安定。针感太强,神不安,调气效果自然会受影响。相应的,在针刺过程中入睡,效果往往更好。个人观点,酸痛等针感更适合作为停止手法操作的凭据,毕竟患者对针感的耐受是有限的。

对比《内经》之气至与《难经》之得气,概要的看,二者都是通过手指触觉来感知患者体内气的状况。不同的是,气至所凭在脉中,得气所据在针下。寸口方寸之地,而得窥周身之气,是全面诊察的理想处所;针下与气碰触,虚实昭然若揭,是了解局部气机的有效方法,更是判断针刺到位的重要凭据。脉下气至,贵在全局;针下得气,要在此地。

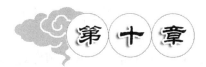

第十章

治　法

讲具体治法之前,先谈一谈针灸的治疗理念:**扶正祛邪**。

扶正祛邪,是中医治疗的重要原则,也是中西医治疗学上的重大分歧所在。中医理念下,疾病发生,就是正气不足的情况下,邪气干扰人体,自身稳定性受到影响的过程。而治疗就是扶助正气、祛除邪气的过程。整个治疗过程中,正气始终处于核心位置。对针灸来讲,正气的重要性尤其突出。可以说,大部分治疗工作,都是由正气完成的;**针灸的价值,主要在选择恰当的部位,采用恰当的方式,扶助正气**。这里看一则婴儿面瘫案,体验一下针灸扶正以祛邪的理念。

张某,女,5个月。2015年12月诊。

患儿一周前外感后出现左侧面瘫,时左侧额纹消失,眼睑闭合不全,流泪,鼻唇沟平坦,人中沟及嘴角向右侧歪。目光淡漠,少神,安静。大便稀,时夹奶瓣。右脉无力,左尚可。舌淡白,苔薄白。

此正气不足,无力驱邪。在背部督脉、足太阳,腹部任脉、足阳明,双手足阳明,及左侧面部行轻浅快刺,以患儿不哭闹为度。嘱服同仁堂板蓝根颗粒,每日3次,每次1/3袋。针刺治疗每周3次。治疗2次后,患儿精神状态明显好转,目光有神,喜动,手足有力。4次后,流泪消失,左鼻唇沟略可见。继续治疗1个月后,面部已大安,仅在大哭大笑时,左面显无力。

无疾按:中医看来,面瘫属风邪外受,治法须宣散,以逐邪为要。那么,谁来逐邪?是针吗?当然不是。上文讲到,大部分治疗工作,都是正气完成的,这里要驱赶风邪外出,同样离不开正气主持。问题是,从患儿的表现看,一派软弱无力象,正气不足,何以逐邪?所以,此案针刺治疗的要领,首先是培补和激发正气。背部督脉、足太阳,内涉一身脏腑,行轻浅针刺,以图阳气苏醒。腹

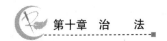

部浅刺,协助畅达胃肠气机,资助气血化生。手足阳明,内则通于胃肠,外则达于面部。如此一遭,短时间内,正气即被激发;长时间看,气血化生有源。接下来的问题是,当下被激发的正气,如何更好地发挥逐邪效应呢?

实际上,正气面临的任务,并非只有驱邪外出,恢复面部这一项。须知对整个身体而言,单纯是脸上这一点歪斜的话,其实无碍大局,正气未必需要投入大量精力用于面部修复。发病一个月,甚至三个月后,外邪已去,残留面部功能障碍时,情况更是如此。不过,对患者来说,尤其是个不满半岁的女婴,这张脸实在太重要了。最初几次诊疗时,年轻的妈妈进门就哭,直到看见孩子的脸慢慢有了起色,才逐渐转悲为喜。这种情况下,面部康复,即使是作为纯粹的形象工程,也必须投入较大的气力来完成了。面部浅刺,即在提示身体需要着力的部位。教正气聚在此间,驱逐邪气,疏通气血,助其修复。

撮其要,**针刺治病,先在激发鼓舞正气,其次引导正气至特定部位以祛邪,最后培补正气以为长久**。从中也会发现,治法就是这样,将前面学过的诊法、断法、选经、选穴、配穴等诸多内容打通一气,加以灵活运用,同时施以取穴、手法等操作,才能最终完成治疗。以下即以部位为纲,杂糅《断法》章中病性、病势诸内容,列举人体各部病症的针刺治疗思路与方法。

一、头部诸疾

头部内藏脑,为一身精髓所聚。眼耳鼻口(咽),凡七窍皆开于此。故与其他各部相比,头部最重精与神。从藏象考虑,精藏于肾,髓汇于脑,肾精亏耗,髓海不充,是头部诸虚象的最常见病机。凡眩晕耳鸣,头脑空痛,腰膝酸软,精力不济,两尺部脉无力者,多属此类。其调治法,针头部则选百会神聪、风池风府等,以鼓舞髓海之气;身则选肾俞命门、气海关元辈,肢则选太溪复溜等,以资肾之精气。不过,这种纯虚之证,单凭针刺效力往往不足,可配合肾俞、关元等艾灸以增效。同时,宜视阴阳偏衰之势,与地黄类中成药常服。相比之下,各种虚实错乱导致的头部诸疾,针刺的优势更为明显,且看一则头昏案。

周某,女,49 岁,2015 年 9 月诊。

诉近日睡眠欠佳,疲惫倦怠,头目昏沉。察脉,皆濡弱无力。望舌,体胖大,边齿痕,舌苔厚浊泛黄。察右合谷区,皆软弱象,唯近掌根部可及气-湿结。针百会,与右合谷应结处。约五分钟后,右脉渐成形,左脉亦渐起。轻调右手针。再约五分钟后,左右脉形俱有力。诉昏沉已大转,起针。一周后得见问询,谓上次起针后不久,昏沉复作。近日睡眠安稳后,症渐消。

无疾按:患者初见,一派气虚无力象。实际上,气虚有两种情况,一是被阴邪(如寒、湿)困遏,二是劳伤损耗太过。损耗之法又有二途,一是劳形耗气,二是劳神耗气。气遭困遏,可一举振奋而破除;气经耗损,需安养锻炼谋恢复。此案中,湿邪蕴热,神气劳伤。于合谷根部湿邪困遏处缓刺,以求振奋阳气,破除湿邪。脉渐成形,即阳气渐复,湿邪受制象。困遏一除,立觉神清气爽。但神气竟属不足,外援既去,仍不可支,待休养气盛后始宁。可知纯虚之候,功不在针而在身。

相比湿邪蒙蔽,火热是扰乱头部气机更常见的邪气。究其理,头部为精髓所聚,神明所居;清窍开闭,神与气出入其间(耳目是神出入的门户,口鼻是气往来的途径)。神之欲,喜清凉而恶躁扰,而火热为躁扰之源。又兼火性本炎上,各种虚火实火一旦出现,很容易扶摇直上,扰动神明清窍为患。以下看一则火逆扰神案。

张某,女,59岁。2016年1月诊。

主诉头顶偏右侧痛3个月,呈刺痛,日均发作1~3次,每次持续3~5分钟。失眠,入睡困难,且2~3点醒后,难以再次入睡。另腹胀,血脂高。舌质略黯,苔白。脉象右脉濡滑,左关弦滑数。

针百会、神聪,三脘、气海,右阴陵泉、地机、三里,左三里、阳陵。针后,右关滑有力,左关转和缓。针右公孙。再约十分钟后,右关转和缓,右寸滑数有力。针右照海。再约十分钟后,右寸转和缓,左寸滑数有力。针左照海。再约十分钟后,左寸转缓,起针。

随脉证治疗3次后,诉头痛频率及程度减,失眠转,腹胀转。唯咽部吞咽时觉略堵不适,随脉左右重刺照海,症消。继针三次后,睡眠已从十点安睡至四点半,腹胀不再,头痛偶发。

无疾按:观此案脉象变化,可见体内有一团火(滑数象),从左关而右关,再至右寸、左寸。此后的调治过程中,这团火屡屡出现。越是后期,无论单次治疗的后期,还是整个治疗过程的后期,火热象越是集中在两寸部,尤其是右寸。从时光倒流的角度,这团在身体右上方的火,或许正是根源所在。无奈几经问询,仍未能确知火的来源,只得随脉症调治。所幸随着疗效累积,火势得以逐

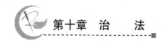

渐平复。

对初学者,此案另有一点提示。真实临床所见,单一病机导致的典型症状,出现机会其实并不太多。常见的,是各种错综复杂的局面。如此案中,火热邪气是扰动神明出现头痛、失眠的主要病机,但患者同时还有较明显的湿邪中阻象。在较复杂的情况下分辨主次,是有一定难度的。结合脉诊与针刺,对此多有帮助。

火邪对头部清窍影响虽大,但一般的火热通常不致急症,除非火与风相合,形成风火相煽的局面。以下看一则风火鼻衄案,体验一下风借火势,火助风威的效果。

赵某,女,29岁。2014年11月诊。

自诉无明显原因,左侧突发鼻衄,经按堵三次,约十分钟后仍血流不止。自执脉,左脉弦硬洪大,右脉弦。自察上星压痛明显,自针上星,右外关。约半小时后复查,血已止,脉渐缓,仍弦,左甚。自针双外关。留针约1小时后,右脉转缓,左仍弦。起针时,右外关血流如涌。

两日后晨起,鼻衄复作,按堵后自止。下午无疾门诊察脉,见左寸浮取弦滑数,右关弦滑硬。诉左侧耳前疖起,疼痛明显。右足大趾上缘筋痛,行走不利。按诊,太白穴周压痛明显。和风刺后,左寸右关脉转,左三部脉皆弦。针百会、神聪、三脘、天枢、气海、关元,双足三里、阳陵泉、上巨虚、三阴交,左太冲。约半小时后,脉转和缓,起针,左疖痛缓。复刺右足太阴诸结,针左手拇指根部两侧应节,活动右足趾,渐安。

无疾按:此例患者曾自学中医,对脉象把握比较准确,也掌握了基本的针刺方法,所以鼻衄始作,猝不及防时,可以在远程指导下自行针刺治疗。之后的调治,在门诊进行。详细追究病因,患者鼻衄发生前三天,曾小规模连续吃过瓜子、巧克力,发病前又喝过红茶(已多年未动此类饮食),是有明确受热经历。

患者性情内敛,肝气难得舒展,当时左关部脉常年见弦硬象,如高压锅内之气,郁闭难当。现由饮食火热触发,风与火相煽,其势大张,迫鼻血妄行,半小时未止,须以盆接。经针平火调气,风火势缓血方止,但风火之根未去。火势蓄积于耳发为疖,时冲于鼻故衄复作。当此之时,火邪势盛,泻于阳明;风邪郁闭,泻于少阳。此外,头脑神明之乱,是肝气郁的根源;同时,火邪上逆须重镇,故在百会、神聪行重手法以安神定志。气乱之根在腹,逐邪于头面的同时,尚须平定后方腹气,令腑气顺降,故重用脐周诸穴。如此神定、气顺、邪祛,正安。

此案又有一趣处。患者自幼脾胃虚弱,阳气本不足。现火势上攻,在脾不足之火更衰,寒与湿邪势成,沿足太阴经下注,发为右足大趾痛,近于痛风。调治之法,在身体大局既定后,从足太阴经疏解诸结,从手指之纬调畅气机。邪未盘踞,故其去也速。

小结:头部疾患,大抵不外虚实逆乱。精气不足的纯虚之证临床并不常见,也多非针灸一力可当。邪从外受者,多风寒;在局部取穴浅刺,按部位循经求纬取远端穴,通常不难化解,以宣散药助之更佳。体内诸邪为患者,以风、火为最猛,鼻衄案中已列大要。无论风火,在头部易发上逆之象,随脉症调治法,参火逆案。

二、胸部诸疾

胸部疾患,集中在心、肺二脏。心之病,或在血肉,或在神明,二者常有关联,以气为沟通。以下看一则心气散乱案。

辛某,女,40岁。2015年12月诊。

诉近日因工作压力巨大,常加班至夜里12点。且家中有1岁幼女,夜寐难安。自觉精力明显下降,烦躁、焦虑、神疲、倦怠、胸闷、咽部不适。望其一脸憔悴,察脉,左寸散大,左关弦硬滑数,左尺沉弱无力;右寸浮滑数,右关滑数。

此心气散乱,肝气郁闭象,亟须调神解郁。针百会、神聪、膻中、中脘、上脘、天枢、气海、左足三里、阳陵泉、三阴交、太溪,右足三里、照海。约十分钟后,左寸渐有力,左关弦象减,仍滑数,左尺略起;右寸仍浮滑数,右关滑数。再约十分钟后,左寸已成形,左关大安,左尺有力;右寸仍浮滑数,且上越鱼际象明显,右关势减。加刺右三间,运照海。再约十分钟后,左脉调和,右寸转和缓,仍有滑数象。起针。针毕,患者诉针刺过程中,内心逐渐平复,近日来工作上遇到的几个难题,也一下有了答案。

无疾按:诊此例时,初及左寸之散大脉,头脑中一闪而过的念头就是:把心操碎了。眼见心神疲于奔命,心气随之耗损,以致难收。加之神疲之际,情多不畅。气经损耗,又遭郁闭,因见百般不适。以针收其散气于心,疏其郁气于

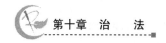

肝,敛其逆气于下。待气定神安,心中自明。案中以百会、神聪、膻中安神宁心,三阴交、太溪、照海助之;中脘、上脘、天枢、气海调腹中气,三里、阳陵助之。从左手脉象看,心气逐渐聚敛,肝气慢慢舒缓,肾气渐而有力。至于右寸部脉出现的热象,当是患者近日外感,咽部不适的表现。

此案提示现实生活中很常见的一种状况,即终日在工作与家庭间奔走,内心每天都要承受巨大压力,神倦怠,气疲累。须知,**气的奔走靠血来滋养,神的劳作以精为根基**。神气的长期超负荷工作,必然造成精血的损耗。再兼情志不舒的话,问题会更严重。所谓的心脏猝死,每每即因于此。也就是说,从神而气,从气而形,是现代人发生心脏疾患的常见途径。针刺治疗,所擅者在神与气。中医所讲"治未病",强调的也是这个阶段。

与心不同,治疗肺脏疾病的着眼点,须从内、外两方面入手。从内看,气与阴津的匮乏,以及痰湿、气滞、火热等邪气,常是肺病发生的重要因素。所以,针刺治疗在调理肺气的同时,又需要针对各种内生邪气来治疗。以下看一则痰湿哮喘案。

吴某,男,32岁。2015年10月诊。

诉凌晨5点哮喘发作,胸闷,呼吸音粗,憋醒。外出散步约1小时后缓解。病因在昨天晚间与猫狗相处半小时左右。执脉:右寸滑数,右关浮无力,右尺弱不可及;左关略弦。舌齿痕明显。

和风刺毕,右寸滑数减,2~3层明显,中取不可及;右关浮中取皆可见;右尺略有力;左关略弦。针膻中、中脘、上脘、天枢、气海,右足三里、阴陵泉、三阴交、太溪,左阳陵泉。约十分钟后,右寸脉第1层略滑数,右关中取有力,右脉整体濡湿象明显,针右太白。约五分钟后,右寸脉滑数消失,第3层尤和缓有力,阳气动象,右关第4~6层有力,阳气充盛象,右尺滑数有力;右脉濡湿象减。再约十分钟后,右寸又见小浮滑数,余脉皆安,右略濡湿。针右照海。再约五分钟后,右寸脉第2层略有力,1~7层皆可及,力可。加针右合谷上应结。再约五分钟后,六脉调和,唯右寸第8、9层略少力。起针。嘱服二陈丸善后,宜增加运动。

无疾按:这是一则记录比较详细的针灸医案,对初学者来说,难度或较大,故详解如下。从初始脉象看,问题主要集中在右侧,寸部实,尺部虚,呈典型"胡萝卜"状,是气自下而上的冲逆之象。但快针刺后,右脉象变化明显,右寸向上冲逆之势转为向外浮越,尺部略有根,同时右关从无力转为有力,说明冲逆并非主要问题(冲逆为主的表现,可参上文"火逆扰神案"),收敛肺部浮越之气才是当务之急。故在胸腹部理气同时,重用阴经穴阴陵泉、三阴交、太溪,以为固摄。之后的脉象,右脉整体所见的濡湿象,说明气不得安守,浮越于外,根本在体内隆盛的湿邪。重用太白后,阳气动于右,湿象随之减。此后右寸部仍略有躁动,小调即安,最终周身气机充实畅达。所谓"随变而调气",大抵如是。

此例患者病发于2011年秋冬之季,时与猫狗接触后,晚间咳嗽严重,诊为"过敏"。过敏原显示为猫狗毛。予氨茶碱等治疗,并与猫狗分离,渐痊愈。2014年初与猫狗接触后,仍打喷嚏、流涕、眼痒。涉及过敏,这里不妨略作讲述。过敏现象,本质上是身体虚弱的一种表现。譬如一个国家,如果经济实力强大,军势威武,国防稳固,面对边境上一点小摩擦,完全不必大惊小怪。相反的,如果经济落后,军力薄弱,时刻担心外敌入侵,就会紧张兮兮,草木皆兵,遇到外界一点风吹草动,就会虚张声势,叫嚣不止。身体也是一样。正气充实,外界即使有邪气短暂侵入,也无须过分担心。但如果正气不足,面对外邪时就容易出现过激反应,即过敏。也就是说,**过敏的发生,根源在于正气不足,再由外邪诱发而成**。相应的,治疗过敏,根在缓图扶正以治本。

如果邪气不自内生,而主要是从外来,如有风、寒、热、燥等邪气侵入,情况就不同了。治外感如将,此时针刺、中药,便无论其类,须先以迅速逐邪为要。其轻浅者,针刺疏散,乃至刮痧、拔罐,均无不可。不过,倘若真有外敌大举入侵时,则不能姑息,必须尽快荡涤驱逐。且看内热重感案。

王某,男,66岁 2016年2月诊。

患者2月9日晚间偶感风寒,时恶寒微发热流涕微咳,自服感冒冲剂、白加黑等,症状减轻。次日下午外出复感,恶寒发热明显,乏力头昏,咳嗽加重,痰黏难出,不欲饮食,二便可。舌红,右寸关脉滑数。处方如下:柴胡10g,黄芩10g,荆芥10g,苏叶10g,公英30g,鱼腥草30g,浙贝10g,生石膏30g,桔梗10g,枳壳10g,前胡10g,生甘草10g,两剂。开锅后小火20分钟,分三次饭后服。

2月12日药后诸症悉减。适逢家中来客,又饮白酒若干,外出复感寒。恶寒发热再加重,口鼻中觉冒火,诸症悉重。舌红,右关脉滑数有力。针中脘、下脘、天枢、足三里、右下巨虚。约5分钟后,诉口中热减,腹中稍舒。察脉,右关稍平,但两脉濡湿象渐起,左尤甚。加左地机。再约十分钟后,右关脉大安,濡象略收,起针。上方去荆芥,加党参 6g,与大米、薏米各一把同煎。仍两剂,煎服法同前。药尽病瘥。

无疾按:外感热病,通常非针灸所专长。但作为病情较重或复杂时的配合应用,仍有不错表现。其作用主要有二:一则调畅气机,助正气抗邪;二则帮助理清病情,令方药更切病机。

小结:胸部疾患,要在心肺,调气为本。心有神气耗损者,宜从阴经聚敛,选三阴交、复溜、太溪辈,行轻柔手法以静养。火气逆者,治与头部相似,可先从头、手部重刺以宣泄,选百会、神聪,大陵、内关辈;再从足阳明、足少阴经谋潜降,选足三里、太溪、照海、然谷辈。肺气浮越于表者,常有外邪,可先从背部浅刺疏散,再从手足太阴经安抚收藏。肺气上逆为咳喘者,可先在局部膻中、肺俞等处梳理局部气机,从手太阴尺泽、孔最、列缺等处,随纬取治;复以足少阴降逆,用照海、然谷辈;最后从其病所生处(常因脾肾肝病而起),随脉症调治以安其本。凡肺脏有火热、痰浊等外受内化诸邪,宜辅以汤药荡平。

三、腹部诸疾

腹部疾病,先在脾胃,次在肝胆。脾胃最多杂乱证,寒与热,虚与实,常乱作一团。且看一则胃热包寒案。

王某,男,44 岁。2015 年 10 月诊。

近 1 个月来血压时高,身体状态不佳时明显。血压可至 160/110mmHg,右风池穴处疼痛,身寒热。口气较重。纳佳,大便可,寐晚。烟 1～2 包/日,啤酒常饮,冬日亦然,白酒半斤,2～3 次/月。喜长跑。脉左关小弦滑,右关滑数硬。察三里、阳陵附近皆可及纵向条索。

针三脘、天枢、气海、三里、阳陵、左太冲。约五分钟后,左关脉转柔,右关略小。再约十分钟后,左脉平,右关脉转弦细,下及右尺。加刺右太白、公孙。约五分钟后,右关脉弦象减,渐滑数。再约十分钟后,弦滑数象渐平,起针。

按:常听说寒包火,很少听到热包寒。实际上,寒包火多见于肺,热包寒的现象则可见于脾胃。此案中,初始右关滑数硬,属典型火热炽盛象;而后,右关脉转弦细下贯尺,又呈典型寒象。再后来滑数象又出,与弦象并见,已属正气来复象。由此案可以大体了解脾胃寒热变化的常见过程。

　　首先患者平素脾胃偏弱,又嗜寒饮冷食,纵冬日亦喜喝啤酒;右关出现的弦细象,即是寒邪在中的痕迹。面对寒邪,自身阳气会启动温化机制,在寒邪聚集处开展工作。案中再现的滑数象,即是在针刺激发下,阳气着力温化寒邪的表现。常见的热包寒,大多止于此。又因久受寒凉者,阳气多偏弱,其势不敌寒邪,故通常仅见寒象。此患者则又有一些特殊。嗜烟故生燥热,白酒则助湿热,喜运动则阳气偏盛。当阳气聚以化邪时,体内热邪也随之前往。阳气在热邪的鼓动下,无法安心温化内部的寒邪,而是在寒邪周围蓄积,成为新的热邪,从而出现宛如"油炸冰激凌"状的热包寒效果。肝风鼓动下,火热邪气上攻至头,故头痛频作。

　　上案以寒热错乱为主,治法当如剥葱抽茧,层层疏解。胃中热邪积聚,疏散以三里为主,辅以阳陵;寒邪潜伏在内核,其藏也深,须从足太阴太白激发阳气,复以公孙泻其邪。如此胃中寒热调和,诸症大减。

　　讲过胃的问题,再看一看脾。中医脾主运化,所谓运,从此处运到彼处;化,从此物化为彼物。所以,运出现问题,常表现为便秘;化的问题,常发为腹泻。《选经》章中讲过:运不行,要在从足阳明选三里、巨虚辈调治;化不利,重点在足太阴选阴陵、地机、三阴交、太白诸穴。以下看一例湿热痘疹案。

　　姜某,女,19 岁。2014 年 8 月诊。

　　面部见大量痘疹,大小各异,色红,过去 6 年间时有轻重,精神压力大,及月经前明显。其间内服外用多种中西药物,效果不显。同时,脾胃寒凉象逐渐加重,近两年来,饮食稍有不慎即腹泻。当下舌红,前部有芒刺,苔中后部白厚黏腻。两脉濡滑。察足太阴经阴陵泉下方,应结累累,黏滞成片,湿结象。针中脘、下脘、天枢、气海、三里、上巨虚、阴陵泉、地机、太溪、太白,及面局部。每周一次,约 3 个月后,大便渐转,面部痘疹势头渐缓。其间辅以参苓白术散,及腹部艾灸,治疗至今(2016 年 4 月)约一年半,其间经历数次病情反复,渐渐平息。

　　无疾按:此例患者因痘就诊,初见时,其势甚猛,痘上长痘,层叠密布。从舌象看,内有热,又兼湿,所谓"如油入面",纠缠不清。脉象上则是一派水湿象,蔚然如湖泊。整个身体的状态,宛如电影情景中,海面上燃油起火的盛况。体内湿气隆盛如海水,脸上痘疹层叠似火焰。调治之法,面局部针刺以宣泄热邪,三里、巨虚助之;重用足太阴诸穴,以治水湿。此症非疑实难,最须耐心抽

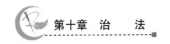

离洗涤,缓治以谋功。

从以上诸案可以看出,脾胃问题,能引起的病症表现,绝不限于脾胃本身。上面的哮喘案、鼻衄案,以及热包寒案中出现的头痛,湿热案中的痤疹,根本都在脾胃。下面再看一则因脾胃问题导致的急症,孕期火逆案。

李某,女,40岁。孕28周。2014年10月诊。

2014年5月从南亚回国养胎,但生活改变后,身体渐感不适。恶心呕吐日重,睡眠渐差,性情日趋烦躁。初诊时,自诉已有5天未得入睡,食欲极差,呕吐频作,大便日1～3次,不成形,黏。察目神情烦躁,舌红苔黄腻,脉寸关弦滑数硬。

针百会、神聪、神庭、印堂、中脘、上脘、足三里、阳陵泉、上巨虚、左太冲。留针期间,脉象渐安。约30分钟后,患者诉饥饿明显,察脉基本平复,起针。

四天后复诊,诉当晚矢气连连,腹即舒畅。期间呕吐仅发1次,食欲大转,寐大安。察目光已安详,脉静,左关略弦。针刺过程中,滑数象复起,但程度较前已大减。终于安定,脉如春风拂柳,和孕之象。

无疾按:此例高龄孕妇,初起仅是普通的妊娠反应,经久未得恰当治疗,胃气不和日甚,以致脾气运化受限,湿热积滞,扰动神明,痛苦异常。当务之急,安神定志,调畅气机。需要注意的是,高龄妊娠后期,针刺手法宜轻不宜重,针刺调气的方向宜升不宜降,故照海、申脉辈在下且疼痛较明显处,不宜针刺。所幸患者体质较好,虽气乱扰神,且迁延日久,却无甚虚弱象。针刺效捷,多赖于此。

对于妊娠,还有几句话想说。女性妊娠期间,每见呕恶等反应,多畏药毒而强忍,案中患者即是典型。初时觉症状尚可忍,直到连续5天不得眠,自觉精神即将崩溃,方来就诊。所受数月煎熬苦楚,实非必须。

小结:腹部诸疾,要在脾胃。病在胃者,易见虚实寒热之错乱,治在调和,以足阳明为首选。病在脾者,常遭湿邪、气滞、寒凉等困厄,足太阴是重点。辅佐者常以阳陵泉,从旁帮衬,畅达脾胃气机。

四、小腹诸疾

针灸临床上常见的小腹部疾患,主要集中在妇科方面。诸如痛经、月经异常、白带异常,以及胎产诸疾,尤以痛经最为常见。痛经者,往往需要考虑饮食寒凉、衣着暴露、环境阴冷等导致的寒邪;或精神紧张、情志抑郁等引发的气滞血瘀。在小腹局部温化,从足三阴经梳理,通常可以取得不错的效果。不过,针对每一位患者具体治疗时,仍离不开对个体病情的考察,以及对当下状况的把握,如以下中寒痛经案。

齐某,女,36岁,2015年夏初诊。

诉痛经十余年,每至经期,如临大敌,痛不欲生。多年求治,服药无数,收效欠佳。饮食二便可,睡眠佳。初诊时经期刚过。诊其脉弦细,右甚。舌淡苔薄白。

行和风刺毕,复察脉,左弦象减,右寸部弦象减,右关尺仍弦细。针上中下脘、天枢、气海、关元、三里(双)、阳陵(双)、三阴交(双)、太溪(右)。留针约十分钟后,右尺部弦象减,独右关弦细,浮中沉取皆有力。调右三里、阳陵针,加刺右公孙、太白。留针约15分钟后,右关脉见弦滑,阳气来复象,再轻调三里、阳陵。再留约15分钟后,右关脉渐平,起针。嘱自行艾灸中脘、天枢、关元。

针如此法,每周两次,约5次后,右关脉渐转浮弦细,沉取无力。针刺后脉象转柔的时间明显缩短。是中焦寒邪势渐衰,正气不足象。重调右太溪、太白,予轻柔手法。其月经至,竟浑然无痛,欣喜异常。

按:此例痛经案,既往多年服用汤药治疗,审其方,大约温补肝肾、行气活血之类。通常的痛经,经此治疗,大多可以缓解。此例不效,可以从脉象得到启示。初起六部弦细,周身满布寒邪象;继而右关尺部弦,寒邪主要聚集在右侧中下部;进而右关脉独弦,是寒邪聚集在右侧中部之象,从五脏考虑,则是寒邪独盛于脾胃。

如《诊法》章所讲,站在时光倒流的角度,以上脉象变化的过程,其实正是患者体内经历的气机变化的逆过程。也就是说,患者体内首先出现的是饮食所致的脾胃寒凉。后寒邪势盛,殃及下部;再后来则周身阳气尽遭内生的寒邪侵袭。追问患者,二十岁以前的确嗜食生冷,冰棍雪糕每日三五只是常事,月经期间也毫无节制。

针刺治疗的过程,本质上就是医生在不断倾听脉语,进而凭针达意的过程。 以上诸案,皆是如此。最后看一则针刺助产案,对这一过程详细解说,以助理解。

张某,女,32岁。2012年9月诊。

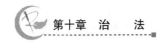

妊娠 38 周，身体及胎儿发育一切正常。因工作原因，希望适当早产。执脉，孕象显著，两脉滑数。右寸尤滑大，左关滑，两尺略显无力。

予和风刺，脉象右寸转平，右关脉滑著。针百会，右合谷，左阴陵泉，三阴交，右足三里，双侧太溪。刺毕，右关转弦滑；后，弦象渐著；调右足三里及合谷。后右关脉转平，但寸关见窒闷象，左关脉弦。加刺左阳陵泉。诸窒闷象转平，唯右尺脉滑数有力，甚于左尺。稍后，六脉调和，起针。全程大约 40 分钟。次晨收到短信，当晚顺产一女。母女平安。

无疾按：自始至终，无意催生。唯一想做的事，就是帮孕妇把体内气机理顺，顺其自然。

气机解读：初始，右寸滑大，火热在上；经刺，火热下行至中焦；之后中焦寒气渐盛；经调，寒气转平而见气滞郁闷象；经调，阳热下行于右侧尺部。

原理阐释：胎儿在母体，母女血肉相连，心意相通。母亲的想法，不需要讲出来，就可以直接被胎儿感知到。母亲自己遇到了工作上的压力，很担心孩子会晚生，希望孩子能早点出生。这样的想法，以及想法背后的焦虑情绪，被孩子感知到，孩子也会变得不平静。怀孕后期，胎儿体内的阳气也已经相当盛大。充斥于母女内心的这种不平静，会搅动阳气上行，出现上述右寸脉的热象。

妊娠期间，母体内的阳气，正常情况下，会更愿意沉潜在下焦，温煦新生命。而胎儿自身的阳气，也会与身形合一，伏在胞宫。实际上，五脏范围内，也只有在下焦肾中蕴藏的厚重阴精，才能涵得住这团炽热的阳气。对阳气来说，也只有在肾精的濡养滋润下，自身才不会感到燥热难耐，所以自身也会有向下的愿望。针刺后，滑数象从右寸下至右关，根本原因即在此，是阳气从各种烦扰情绪中解脱之后的自然选择。

阳气在右关的停留，另有原因。孕妇素喜冷饮，且白天工作紧张无暇，常在晚间恣意寒饮冷食。阳气在孕妇体内运行，遇到阴寒邪气，疗愈模式自动开启。从某种意义看，这是孩子在尽力帮助母亲。这团带有新生命气息的阳气，力量很强大。于是很快的，阴霾大散。

接下来的窒闷象，是孕妇在近些天来遇到诸般不顺心的脉象反映。经调，安静状态下，很快改善。

最后，余脉安静，右尺脉独滑数的表现，似可视为，一个久居他乡的旅人，重回家中,与家人团聚时的兴奋外露。不过,稍事安定,兴奋之余,一切终于还会回归宁静。

　　此时嘱孕妇,大意如下:现在您与胎儿都在一个相对安静的状态,您现在说的话,孩子都可以清楚地听见。如果您有什么想法,不妨对他讲一讲。不过,讲话时,还是需要首先尊重孩子自己的意见,而不是强行命令,你要如何。可以是,宝贝,妈妈现在在工作上遇到一点麻烦,希望得到你的帮助。我知道你的发育一直都很好,现在已经可以是一个健康的宝宝了。如果可以的话,现在从妈妈身体里出来,你是绝对安全的,妈妈也会非常高兴早一天见到你。

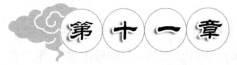

治 法 II

今天的针灸临床上,相当多的病症都与疼痛有关,如颈肩腰腿诸痛。此类病症,病位多在局部筋肉,与周身气机关联相对不紧密。对其治疗,基本思路有二:一从局部疏解,强调"以痛为腧";二求远端呼应,注重经纬相对。以下从上下二部分论之。

一、上部诸病

人体上部常见的筋肉类疾病,有颈椎病,及肩、肘、腕、指诸关节病。仔细观察会发现,这些病症,大都发生在关节附近。究其理,筋肉之用在运动,运动之要在关节。身体运动,大到弯腰踢腿,小到点头屈指,无不是在筋肉牵引下的骨骼运动,而关节正居两骨之交,枢纽之处。故筋肉之布多在其上下,至其损伤也不离其左右。以下先看一例颈椎病合肩周炎案。

刘某,女,51 岁。2012 年 7 月诊。

诉患肩周炎一年半,服药、外敷膏药等,治疗效果欠佳。查左臂上举略受限,后伸受限明显。查手阳明经肩髃穴以下有压痛,不甚;未及明显结节条索。复查颈部两侧,可及应结;肩井部及其下方,筋肉僵硬明显,左侧尤甚。察双手脉象调和。

此病在阳明、少阳,属肩周炎与颈椎病并见,故仅在肩部以下施治,效多难及。先于颈项部行快针点刺;复于左肩井部探寻应结,并在左肩髃穴,留针约10 分钟;起针后,复刺右手合谷、二间,嘱向后背伸左臂,活动约 20 分钟。起针后,疼痛尽失,活动如常。

无疾按:这是一例典型的经筋病案,其诊疗思路具有一定代表性。首先察脉象,断气病有无。此例患者两脉调和,说明体内气机未出现明显异常,可专门针对局部经筋施治。继而诊察患病局部,从两处下手:一审其运动障碍,评价其大体经脉病位;二按其疼痛部位,确定病变经脉及具体病位所在。关于前者,有一点需要说明。类似因为筋病导致的活动受限,在判断病位时,有一条基本原则:**向哪个方向活动受限,往往表示相反方向的经筋有问题**。如此案中,手臂向后伸受限明显,主要考虑前方手阳明经筋有异。类似的,如果无法低头弯腰,向前活动受限,往往表示太阳经筋病变。道理不难理解,经筋病后,身体出于对局部筋肉的保护,会收紧,进而拘缩。上述反向运动,则刚好要求拘缩的筋肉伸展,自然不便。

此例患者主诉为肩周炎,但在肩周局部按察,虽有压痛,并不严重,且未及其他明显应结,说明局部问题并不严重。那么患者相对积极治疗后,仍经年未愈,就需要考虑,除此之外,是否还有其他原因呢? 果然,患者颈项部应结明显,单从按诊结果看,其颈椎病的程度甚于肩周炎。再从出现应结的具体部位看,以阳明、少阳二经为主,至此诊断已明。

凡经筋病,选择治疗部位注重以痛为腧,故在颈项肩臂部应结明显处快针浅刺,以激发正气;再于应结处留针,以助滞气疏散。**经筋病所患,一在痛,二在动,且常表现为运动时疼痛**。治疗在疏散局部气血的同时,可反其道而行之,令患者在针刺状态下,活动患处。《配穴》章中对此方法有过一些介绍,这里再补充解释一下机理:感应。

《针理》章中曾讲过,感应发生有两个前提:一是固有频率相似,二是要动,这个"动"很重要。所谓的"动",并非简单意义上的运动。打个比方,一条小河蜿蜒前行,河水始终在流动,但这样的流动,是河水的常态,我们通常不会觉察到流动的存在。当一些特殊情况出现,比如某段河流出现淤堵,河水泛滥,淹没了附近的农田,这种异常的变动,才是我们强调的"动"。当身体某部发生异常,无论气滞、寒凝、热炽、痰湿,气在局部的运行失常,即发为"动"。这种动会在周身与其相应的部位引起感应,属因病而生的动。施行针刺治疗时,针刺局部犹如外敌入侵,局部气血被大规模调动以逐邪,同样表现为"动"。这种动同样会在身体相应部位引发感应,是从治中来的动。前者成为诊察的基础,后者则是治疗的凭据。

如果身体发生急性损伤,如腰扭伤、外踝扭伤,身体骤经此变,局部气血大动。此时局部无须再行针刺,仅在远端相应部位治疗,二者间即可以发生明显的相互感应。相反的,如果损伤之初未经恰当治疗,久而久之,迁延成慢性损伤时,局部气血难再大动(《选经》章中足太阴父子喻可参)。此时若希望通过感应效应促进局部修复,有两个方法可以考虑:一是在局部与远端同时针刺,通过治的方式令其动;一是在远端针刺的同时,令患者自行活动患处。前者不难理解,两处同时激发,直求感应;后者表面看来,只是躯体的简单活动,实则不然。其背后的过程是:运动中,既往存在的旧伤会被掀起,如同往伤口上撒盐;某种意义上,可以理解为对陈旧损伤过程的一种模拟。也正是这种损伤再现的情形,令此处沉睡的正气重新被激发,在远端遥相呼应的配合下,展开修复。

对此治法,针灸界有多种表述形式,如运动针法,动气针法,互动针法等,所指内容基本一致,且皆以"动"为名。对经筋病,无论急性扭伤,还是慢性劳损的治疗,不失为一种有效的方法。撷其要领:**局部疏解,循经求纬在远端对应处针刺,令其动。**

值得一提的是,该患者为农妇,平素体力劳动为主。与高压下城市白领阶层相比,其对精神气血的损耗相对较少。从脉象看,初始即六脉调和,是气无大病象。之所以疼痛迁延日久,是因为主要精力都放在肩局部,而颈椎病的"结"没有被发现,没有被解开。此结一解,气血得周,痛即大失。作为医生,这种感觉自然畅快;但真实临床所见,更多的其实是下面的情况。

张某,男,60岁。2012年7月诊。

诉头顶及后头部沉闷不清2年,大椎穴周沉僵不适。另患浅表性胃炎数十年,半年来感食管部酸闷,心下痞满不适。脉两尺沉,右关弦。查颈项部,两侧筋肉未及明显僵硬条索,C3~5棘突可及,督脉两侧肌肉僵硬,大椎上下尤甚。

此督脉病。于头部督脉、足太阳快针点刺;取大椎两侧最僵硬处留针两枚,约十分钟;起针后,复刺左手太阳(可及条索)后溪、腕骨,嘱俯仰头部,活动约20分钟;起针后,复刺右手厥阴内关、大陵,嘱以左手抚推前胸正中,约15分钟。大椎两针起后,觉头顶清爽;手太阳起针后,诉两年来头部从未清爽如此;手厥阴起针后,诉其间打嗝两次,胃中稍安。嘱忌生冷黏腻饮食,不熬夜,勤锻炼,并以金匮肾气、香砂和胃辈成药加减善后。

无疾按:此例虽症不在疼痛,但同患颈椎病,且局部应结明显,故治疗思路与上例有共通处,均在局部疏解,经纬对应,令其动。所不同的是,从脉象上看,此例患者有两处明显问题,一是肾虚,二是脾胃气滞。结合患者年龄及病史,不难理解。而这两点在内的气之病,说明人体正气自身已然受窘。此时行针刺治疗,一则不宜手法过重,调用过多正气;二则不宜对疗效苛求太过。要在生活方式、饮食起居的调整,减少对正气的损耗,辅助对胃肠滞气的疏导。

此例中,患者胃部不适,同样用到了上面讲到的,远端留针,局部运动的治法。不过,内脏不像肢体,可以自由运动,所以方法上会有些变通,即以手按抚,令内部脏腑被动运动。相比之下,这种变通法的"效力"会更加轻柔,旨在缓缓图之。此为60岁的老年人,再看一则青年颈椎病的案例。

何某,女,24岁。2012年7月诊。

诉颈部不适,头部活动稍快即觉眩晕,颈部侧转活动受限,向左侧转头尤甚;背部肩胛区酸痛。诊其脉,右关弦紧,余者五部皆沉弱。查其颈项两侧筋肉僵硬,可及硬结;肩井部及其下方肌肉僵硬;肩胛天宗穴处压痛明显,肺俞、心俞尚可。

此病在少阳、太阳。快针点刺以上诸应结处后,于两风池穴留针约10分钟。起针后,取两外关应结处留针,嘱左右活动头部。约三分钟后,自诉颈项觉松,唯向左转头仍受限,项背右下方觉紧;起左外关针,刺左中渚;针入项松,向左转头已无碍。随即诉项背左下方觉紧;起右外关,针右后溪透腕骨;针入结解,颈项活动自如;片刻起针。

无疾按:此例年纪风华正茂,但无论颈项局部的应结表现,还是脉象所见的周身气机状况,均为三例中最重。从脉象上看,其五脉皆沉弱,中焦又受寒困。但本人无意调治,条件也不允许,只是暂以针疏其颈项壅滞,对其预后并不乐观。针刺当时虽取效甚捷,但若无后续调治方法,很容易复发。

社会演化的缘故,颈椎病在今天非常常见。以上将几例典型的颈椎病情况罗列出来,复略作评点如下。一,颈椎局部病在筋肉为主,调治思路机理已做详细说明,下文各种经筋病也大体相同。二,内脏为根,脏腑不病者病易治,反之则难。三,从针灸的角度,同为颈椎病,但涉及经脉有别,所病多在督脉、太阳、少阳和阳明经,诸经选穴调治法,以上三例可参。

除颈椎外,人体上部常见的经筋病位还有肩、背、肘、腕、指等。因治法大同,这里不再一一讲述,仅举一例网球肘案,以示要领。

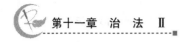

白某,女,47 岁。2015 年 10 月诊。

左臂患网球肘一个月,因炒菜锅重而起,日益加重。时左肩臂活动受限,疼痛明显。手无力,不能握拳,晨起加重。察手阳明、太阴、少阳、太阳诸经,压痛明显,集中在大臂段,肩髃、天府、臂臑、臑会等处。肩髃、侠白、臑会处可及明显应结。另心前区刺痛一周,每日偶发,服速效救心丸后可缓解。大便日二行,不成形。察脉左寸滑数,右关濡弱。

针以上痛处,及手三里、外上髁,及膻中、中脘、天枢、气海,阴陵泉、三阴交。约二十分钟后,六脉调和,起针。刺右手合谷及二三掌骨间应结处,令其左手持一轻物,以有轻微痛感,但尚可接受为度,同时嘱其屈伸左肘部。间歇活动约 5 分钟后起针。

一周后复诊诉,肘部平日痛已不甚,但在提重物时,以及反手用力时,疼痛仍明显。继行调治如前法,右手留针期间,左手所持之物不断加重。前后治疗约 5 次后,肘部疼痛基本消失,运动大体自如,临床痊愈。

无疾按:这是一例内外皆病,且病势较重的案例。其外在所病经筋,涉及手三阳及太阴;内在所病脏腑,涉及心脾肾。治疗从外疏解诸经应结,以缓其痛苦;从内调理诸脏虚实,以培补扶助。其基本思路,如前所述。值得一提的是,**在针刺令其动的过程中,需要随病情变化,调整其运动形式**。如此例中,左手不持物状态下,任其活动,疼痛均不明显。而患者所病,正是不能持物。此时活动,即须有所变通。

经筋病的治疗,常见病在中而治在外的情况。以上颈椎病、网球肘案中,在手部留针同时活动患处,即是其例。而反之,病在外而治在中的情况则比较少见,且看一例指节不利案。

李某,男,34 岁。2013 年 12 月诊。

近三日来,左手中指掌指关节桡侧不适,屈伸不利,疼痛不甚。诊脉,左寸浮滑,盛于十二层之五层以上。复察其颈项,两侧风池及肩井周围肌肉僵硬,右侧甚。但按左侧风池时,觉左不适指节处有感应。针右风池、肩井应结处,不留针;复刺左风池、肩井,留针。嘱自行活动左手指。十五分钟后,观左寸已平,指节不利消失,起针。

无疾按:此案小巧,颇有趣。从分形角度看,中指掌指关节处与颈项部相应。所以,此关节两侧,常被用作颈椎病远端取治的部位。也正是这种多年形成的惯性思维,第一次看到此关节不利时,首先呈现在头脑中的印象就是,是否颈椎有问题?在脉象指引下,这种印象变得更强烈。果然,颈部按察的结果随即证实了这一点。细品之,左手掌指关节之桡侧,当对应颈项右侧,而患者颈项部的肌肉僵硬表现,确实以右侧更为明显。有意思的是,按脉象表现,气病在左;且按其左侧,感应明显。初步判断,右侧病久,宜缓图之;而当下之病,以左为甚。据此调治,气定症消。再调右侧颈项僵硬,已是后话。

二、下部诸病

如果说上部诸病,常由精神紧张、姿势不正、局部过劳等原因造成,那么,下部诸病的发生,一个很重要的因素在于:负重。坐位时,腰部承担了来自上半身的大部分体重;直立时,膝关节负重更甚。当这种负重长期持续,局部筋肉须始终保持紧张状态,过度疲劳后发生损伤的机会明显增多。或有疑问,锻炼身体时,筋肉不是一样在高度紧张吗?经过锻炼后,筋骨不是会变得更强壮吗?这里不妨再讲一点劳作和锻炼的区别。

同样是筋骨运动,筋肉用力,劳作与锻炼最明显的区别在于:**劳作往往是单一动作的重复,涉及的往往是相对局限的某条筋肉;而锻炼的形式通常会更丰富,涉及较大范围内诸多筋肉的协同运动**。譬如一个团队,在面对一个高难度任务时,大家齐心协力,最终圆满完成;那么,每一次克服困难的过程中,整个团队的实力会得到不断提升。相反的,如果完成任务,不需要各部门协同,只是某个部门的某一个员工孤军奋战,其他同事坐视不理;可以想见的结果是,这个员工会非常疲惫,而其他同事由于长期闲置,不进反退,大家在一起协作的难度变得越来越大,于是很容易出现各种问题。

此时在局部施行针刺治疗,犹如对这个团队骤然施加巨大压力。面对这个不速之客,团队里每个人都被动员起来,协力逐邪外出,既往一人单打独斗的局面被彻底改变。《选穴》章中"疏通经络"一节,对此已有详细讲解可参。具体治疗部位的选择,仍从上文"以痛为腧"即是。结合经纬从远端选穴配伍治疗,效果往往更佳。这种思路指导下,相当多情况的筋骨类疾病,通过针刺已经可以获得比较满意的效果。不过,作为初学者,始终须谨记安全第一的原则。把握不准的地方,针刺不妨浅一些,或以温和艾灸替代之;指力手法不够精熟时,针刺不妨轻一些,以免造成不必要的痛苦。

不过,临床现象变化万千,并非所有筋骨病都可以通过这种方法治疗。且看一例厥阴腰痛案。

支某,女,66岁。2011年12月诊。

腰痛3天,在医院针刺局部治疗无效。诊其脉,左关滑数大。视其腰痛之状,屈而不伸,少腹引痛,是病在厥阴。于腹部、阳陵泉、太冲留针约十分钟,针后痛大减。复于左足厥阴经小腿段压痛处埋皮内针一枚。治疗两次后腰痛基本消失。

无疾按:此例病在腰,但当地社区医院医生已在局部治疗2天,无效。细察病症,有两点值得关注:一是左关脉滑数,一是腰痛能弯曲但不能站直。左关应肝,而"腰痛不可以仰",正是厥阴腰痛象(参《选经》章)。断此病在足厥阴,从而调治,获得显效。厥阴腰痛并不多见,究竟是怎样发生的,与通常腰痛又有什么区别呢?

经询问病因,原来是冬天在室外劳作时,因觉热而敞开衣襟,致令寒邪直入小腹。年纪既长,腰腹本有痼疾,前后牵引而令腰痛。寒邪收引于前,故弯腰自如而直立困难。病在前,故从后方腰背局部调治罔效。针灸临床上,经筋病所致的各种痛证极为常见。以上文所讲的常法治疗,多可取得不错疗效。**但长时间单一治疗思路,容易令思想蒙尘,久而惰性滋生**,以至于除了"以痛为腧",别无他法。此厥阴腰痛案,即是其例。以下再看一则膝关节痛案,了解一下仅从局部,虽能获效,但终不济的情形。

张某,女,51岁。2014年8月诊。

患者右膝关节痛3年,加重2个月。曾在当地中医诊所行火针治疗2周(5次),最初2次效果明显,之后疗效递减。现行走即痛,屈膝吃力,无法下蹲,如厕困难。察其膝关节内侧略肿,压痛明显,所处主要在足太阴。循经上下切按,湿结累累,阴陵泉附近尤著,地机附近见明显寒湿结;足太阴大腿段湿结、瘀结密布,按之痛不可忍。大腿外侧足少阳经略有压痛不甚。诊脉,右寸关濡大,两尺沉弱。舌淡体胖。

此痛在膝,而病在足太阴,关乎中医脾脏。调治须从脾胃入手,疏导足太阴经,并针对膝内上下着重施治。针下脘、天枢、气海、关元,内膝眼、阴陵泉、地机、足三里、阳陵泉、双太溪、右太白,及足太阴、少阳下肢诸痛处。约20分钟后,右脉湿象转,尺部渐有力。起针后,于左环跳行5寸芒针快刺。刺毕,复于右手合谷、鱼际应结处留针,令行走、下蹲,以活动右膝,其时行走已自如。但因路程较远,治疗不便,故予益脾肾强筋骨中药。前后治疗 3 次,服药 20 剂,膝痛大安,活动亦无大碍。

无疾按:此例患者因膝痛求治,初诊时,局部火针印迹仍非常明显,沿膝周一圈,约十余处,该医生治疗思路可知:局部疏散。这种思路,在最初两次治疗中,效果比较理想,但后续乏力。这里涉及一个问题,关于针刺是否会伤气。

临床上时常有患者提到针刺伤气的问题,这里做些解释。譬如电脑硬盘,只要开机,硬盘在转动,数据在读写,硬盘就在损耗。不过,硬盘存在的意义,不就是转动中读写数据吗? 更进一步,即使一直不读写,硬盘就真的不会损耗吗? 正气的存在,也是同样的道理。经过正气努力,把体内存在的问题化解掉,从而令正气得到更好的机会休养生息,岂不更好? 所以,出于对伤气的过分忧虑,从而畏手畏脚,其实大可不必。不过,激发正气,或者说激发人体的自我修复能力,就一定会遇到一个问题:正气绝不是取用不竭的。当针刺的强度和频率超过一定限度,对正气的激发就真的成了损耗。通常针灸科不建议患者每天针刺,主要也是基于这个考虑。

理既明,再看案例中遇到的疗效递减现象,就不难理解了。按患者自诉,医生所用,并非特制的火针,只是将注射器针头在烧红后刺入。须知,市面上专用的火针,多由钨锰等合金材料制作,有诸多优势,都是注射器针头所不具备的。也就是说,如此火针用法,会在很大程度上增加患者痛苦,以至于每次治疗时,其痛苦呼喊的惨叫声,周边邻里尽皆可闻。可以想见,当正气感受到如此级别的刺激,其性质已经不好再用军演来比喻,那已经接近一场小规模的战斗了。而作为战事,频繁出击显然不够明智,如曹刿所说:"一鼓作气,再而衰,三而竭。"

以上二例,初诊医生出现了类似的问题:仅从病变局部着手,忽视经脉,不见整体。而这种做法的弊端也非常明显,遭遇不治,即束手无策,甚至徒损皮肉气血。正气对人是如此重要,悉心呵护犹恐不及,岂容肆意毁伤? 再看一例足跟痛案,体会正气在治疗过程中的重要。

王某,女,46 岁。2012 年 12 月诊。

右足跟痛一月余,右小腿内侧酸痛难忍,行走困难,从坐位起身困难,下蹲困难,蹲位持续 5 秒左右即觉小腿酸痛不可忍,如厕困难。察脉:两尺沉弱,左

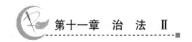

尤甚。先针左大陵,向小指方向斜刺,约半寸。嘱跺右脚跟。约十五分钟后,诉酸痛稍减,行走稍转。复针左合谷,直刺,约三分。嘱跺右脚跟、行走、下蹲,依次运动。约十分钟后,诉酸痛大减,小腿略酸,行走如常,下蹲自如,下蹲持续两三分钟,已无不适。察尺脉渐起,出针。嘱有空可自行按揉合谷区。

无疾按:此例调治过程,可以视作一个临床实验。患者出现的疼痛部位比较局限,在右足跟,涉及右小腿。一般来说,这种情况,用针刺方法,在人体对应部位施以刺激,多可以获得较满意的效果。大陵穴治疗足跟痛的方法,在《选穴》章中没有提及,这里补充一下。试想四肢着地的状态,会发现手腕大陵穴所在位置,正与足跟部相应。与分形结构相比,这种对应关系更直观,理解也没有太多困难,不再多讲。

常见的足跟痛,用针刺大陵同时跺脚的方法,通常可以在较短时间内缓解症状。不过,对此例患者而言,疼痛缓解并不明显。而在加刺左合谷穴(实为虎口根部应结处)后,症状得到明显缓解。背后的道理,仍是对整体气机的把握。患者两尺脉弱,肾虚明显,是正气已然不支,而针刺治病,始终离不开正气。此例起初针刺罔效,以及上例膝痛案火针治疗 2 次后效欠佳,都是正气不足的缘故。

需要说明的是,肾虚不是一天形成的,针刺合谷激发肾气,也只是临时借调的权宜之策。长远来看,治疗仍离不开减少不良生活习惯对肾精的损耗,并通过锻炼改善体质。

三、虚实治法

以上论治法,主要以病位为纲。虽是针灸临床治病思路的主体,但仍难免有些偏颇。以下从病性虚实(参合病势)的角度,再做一些归纳,以为补充。但个人总结,难免挂一漏万。所以不求全,只求对临证有一点启发。

如果说断病位指导下的治法,注重对治疗部位的选择,那么从病性虚实来确定的治法,则比较强调针刺操作的过程。总体来看,**补虚法宜轻柔,泻实法宜刚强**,《手法》章中已作说明,这里着重从选经、选穴方面作些补充。

1. 虚证治法

方药疗法中,补虚须辨其气血阴阳,气虚用参芪,血虚用归芍,阴虚用地黄,阳虚用桂附,各不相同。但在针灸疗法中,对以上诸虚的治法,差别不致如此显著,大体可以阴阳为纲。凡**阳气不足者,治法多在振奋与培补**。短时间内需要通关过节,缓解当下苦痛,离不开振奋,如上文足跟痛案中针合谷;志在长远的阳气复兴计划,则需要正本清源,一方面调畅胃肠气机以资气化之源,另一方面扶助肾气稳固以令生生不息。选经方面,谋求振奋时,常用阳经,如督脉、足太阳经;培补时,足太阴、阳明、少阴都是重点,当然还包括小腹部。具体选穴,则离不开对病位的判断,可参照《选穴》及《治法》章。此外,对阳气不足者,艾灸凭借其温热之力,与温通之性,常建奇功,如阳虚寒湿所致腹泻,迁延多年不愈者,每因艾灸神阙而痊。

对**阴精血不足者**,针刺治疗的过程需要多作一些解释。本质上看,针刺无法直接增加体内阴精的量,也不能像激发阳气一样去振奋阴精,那么,对精血虚者,针刺又能做什么呢?回到最初的原理,针刺治疗的根本在于调气。当体内阴精不足时,气方面往往会见到两种表现:一为虚弱,二是燥热。对于前者,针刺调治法与上文补阳气之法大同,欲速可振奋,缓图在脾肾。调治之义,令气充足以化生精血。对于后者,则须视其燥热程度及影响,泻其热、安其神、疏散其风,同时从阴经(主要是足三阴经)收敛固摄,防其继续伤损阴精。对精血不足较严重者,宜同时服用六味地黄类药物,助其阴精化生。

如果说针灸补虚之要,在于激发人体正气,缓图化生,其理相对简明。那么,针刺逐邪的思路方法,要丰富得多。以下主要讲四种常见邪气的针灸治法:寒、热、风、湿。

2. 寒证治法

寒邪是针灸临床极为常见的一种邪气,因其凝滞之性,最易引起诸般疼痛。针刺祛寒,根本在激发体内阳气,令阳气温化、温散寒邪。通过冰饮冷食、单衣应寒等方式,寒邪入侵之后,人体阳气会自然前往,力求驱逐消散之。一切顺利的话,寒气消散,自不在话下。但有两种情况,可能会导致这一过程出现问题。一是侵入的寒邪过于强悍(或是单次受寒严重,如连吃三五盒冰激凌,或连续多次受寒如每天两瓶冰啤酒),使得阳气无力应对;二是自身阳气虚弱,不足以驱散寒邪。实际生活中,前者又往往是后者发生的原因所在。

针刺对寒邪的治疗,正是在这种寒邪势大,阳气相对不足的情况下进行的。问题是,阳气既然不足,针刺也不会增加阳气量,又怎能驱寒?须知,每天人体阳气都有诸多重大任务要完成,比如推动脏腑运行、身体活动,思考、感觉。与驱逐某一部位并非致命的寒邪相比,这些工作显然更为重要。也就是说,最初寒邪入侵时,阳气会尽力驱逐;一旦驱逐不利,又并非十分紧急,阳气就不会长期关注此处。而针刺驱寒的基本思路就在于:短时间内**集中优势兵力,对寒邪聚集点各个击破**。

针刺入后,面对新的"外敌入侵",阳气会迅速聚集,在局部迎战。这个过程之前已多次谈过,这里不再重复。作为阳气聚集的"副作用",原有的寒邪同时被温化、温散。直观看来,其效果就是针刺将此处寒邪驱散。但明白其间的道理,便知针刺只是将体内阳气在短时间内聚集到患处,引导正邪之间展开一场战斗。在这个有限的时间空间范围内,可以形成阳气相对占优势的局面,从而将寒邪驱散。经历如此,可知针刺驱逐寒邪时,有两点需要注意:一,治疗部位宜少不宜多,多则兵力分散,局部优势难现;二,针刺深度很重要,邪浅刺深徒耗气,邪深刺浅难奏效。要言之,**选准部位,刺对层**。

或有疑问,既然阳气不足,补阳不就是了? 当然不排斥扶阳的做法,在阳气绝对不足时,补充阳气是必要的。不过,须知外界补入的阳气,终究不是人体自然化生,难免有不顺从,不任驾驭的一面。曾诊治两位因寒而补火的案例,一用艾灸补,一用附子补,都出现了实火在上焦游移,而中下虚寒依旧的状况。上一章中胃热包寒案,以及民间流传的"虚不受补"的说法,也多属类似情形。

3. 热证治法

针刺对**热邪**的治疗,与寒邪有很大不同,其基本思路是:**实火宜泻宜散,虚火宜收宜敛**。火热邪气一旦形成,因其势急迫,往往会造成较明显的痛苦,此时治疗之要,在迅速泻邪外出。具体方法有二,**一从血泻,一从气泻**。前者即刺络放血,以三棱针(现多用注射器针头或刺血针)在体表刺破放血,令热随血泻。这种方法常用于表浅之火邪亢盛者,如外感咽痛时,可从商阳、少商穴刺血泻热;以及病势危重凶险者,如第八章中小儿高热案。究其理,无形之气不能独存,须依附于血中,所谓血为气母。随着血的外泻,气会更大规模地泻出,而热邪的本质,即局部或整体内过多的气,所谓气有余便是火。气大量外泻后,热邪即不复。

从气泻热的方法,是通过短时间内的重手法强刺激,令局部气血发生大规模动荡;并在出针过程中摇大针孔,令气外泻。常用于内脏受热邪困扰者,应用相当广泛,如第十章中火逆扰神案、风火鼻衄案等众多热案。从气泻热,一则通过感应获效,即热邪导致气血燔涌,针刺重手法同样会引起气血的大幅波动。在感应过程中,热邪之势得以宣泄。譬如一个怒火冲冲的壮汉,如果找不到一个合适的对手,就容易到处找茬,四处为患。如果刚好遇到另一个势均力敌的对手可以过招,那么畅快淋漓的一场酣斗之后,壮汉的怒火得以宣泄,后患也就可以平息了。因为此法泻热,须大幅鼓动气血,所以往往会选择在气血隆盛处操作,如足阳明三里-巨虚一带。从气泻热的另一个策略,是通过气的排出来泻热。《内经》泻法操作时,要求出针过程中,不断摇大针孔,且出针后不要盖住针孔,即是此意。

仔细对照不难发现,上面对寒与热的治疗,其速度有别,治热迅速而治寒缓慢。《内经》对此的说法是"热则疾之,寒则留之",更形象的表达是"刺诸热者,如以手探汤;刺寒清者,如人不欲行"。推究其理,热邪得以迅速外泻,一个重要原因在于,热邪鼓动气血妄行。在一片躁动的氛围内,气的运行自然加快,热邪外泻的速度也随之变快。相反的,寒性凝滞,一旦羁留某处,即不欲行走。纵得体内阳气温散,也只是步履维艰。须耐心消散,缓缓图之。

针灸临床上,实火固然多见,因虚所致的火邪也自不少。所谓虚火,常见两种情况:一是脾虚无力推动,二是肾虚无以收摄。脾主化生气血,脾虚无力化生,气不足以推动,则气、血、水、谷等,以通行为用的各种精微停滞,留为气滞血瘀、痰湿食积,郁而发热。肾主藏精,以固摄收藏为本,固摄无力时,火凭炎上之性浮越于上而为患。需要注意的是,虚态下出现的火热,本质上都不适合清泻。道理其实也不难理解,脾虚无力推动形成的火,离不开火来推动;肾虚收摄不住的火,同样离不开火来收摄。换句话说,这些情况下虚火的出现,并非因为火太多,而是因为火不足。正因不足,故不待清泻,只须收敛。问题是,向何处收敛呢?

从五行角度理解虚火的治疗,会有启发。自然物中,能令火收藏者,莫过于土。农村土灶中未燃尽之木柴,被灰烬覆盖,次日火星不灭。脾为一身之土,赖火方能运化水谷,纳火于此,令气化充而能推动,虚火乃退,颇有补中益气"甘温除热"之义。临证中常见脾虚口舌生疮者,舌淡脉弱,唯寸部滑数,即属此类,治法常以太白。人体内又有一种火,与普通草木之火不同,称"龙雷之火",可以大体用燃油之火理解。草木之火,可以用水熄灭;燃油之火,遇水反炽。龙雷火本藏于肾,犹如太极图中诸阴内的一点阳,非深厚广博的肾水,无以收摄涵养。现在肾虚精少,龙雷火失其固摄,凭其躁烈之性上冲。第四章肾火寄胃案中,患者周身虽见大寒象,但饮必冰水,即是龙雷火为患,非饮冷可解。调治之要,助肾收摄,用太溪。一句话,**草木之火,收于土;龙雷之火,收于水**。

4. 风证治法

风邪为患,有内外之别。风从外来者,宜浅刺疏散,可用梅花针在背部督脉、足太阳经叩刺。解表方法众多,针刺不过一端,优势未必十分明显。这里着重讲一下内风的治法。关于内风的发病过程,《学中医》镇肝熄风汤方解中详细讲过,这里不再重复。

应对风,一味刚强则易折,一味柔弱则易散落。面对体内生起的风邪,有两个策略:**风盛之时泄风气,风退之后固水土**。当风邪冲逆之势已成,上攻于头,若其势不得衰,轻者脑窍蒙蔽,重则一命呜呼。值此千钧一发之时,亟待泄其风气,大衰其上冲之势。泄风之法,宜速不宜迟,可在两耳尖、十指尖刺出其血。有了前面分形的基础,这一治法就不难理解了。刺血毕又可在头部行梅花针刺,仍以泄风气为务。如此简明易行的方法,殷切期待开展临床研究,获得可靠数据支持,作为神经科常规措施,以为民众福祉。

不过,每次只是被动地等风来,绝不是好办法。消除风邪发生的隐患,才是长治久安之计。对人体来说,防风之法,重在滋肾、健脾二途。肾水充盈则肝风不起,脾土健运则痰湿不生。水与风的关系,《学中医》也已多次讲过,不赘。至于痰湿与风证的关系,主要在痰湿有形且黏腻,容易伴内风上浮,从而蒙蔽心神。《学中医》第四章曾讲到一例朱丹溪案,可参。

风之性属木,像生命,也像人。换从人性的角度来体验,对认识治风法或有启发。譬如一个青春期的孩子,本性要叛逆,要出走。此时如果直接拦阻,往往会加剧其逆反之心。倒不如先顺其性,在适当保护的前提下,允许其按照自己的意愿外出。待其逆反之力自然衰减,再引导其回家,体验安静生活带来的美好。

5. 湿证治法

当下的生活饮食习惯,湿邪羁留的机会很多。究其来源,大体有二:一从饮食,二由居处。饮食肥甘油腻酒浊,脾脏无力健运而生湿;饮食生冷,脾阳气受损而生湿。或居处阴寒、素喜游泳等令水湿从外侵入。水湿所主在肾,所化在脾,故治湿常须从此二脏入手。换从经脉的角度,则重在足太阴、少阴二经。鉴于治湿法,在前面多章中已经数次讲过,这里不再详解。具体可参《选经》章中足太阴一节,《选穴》章阴陵泉、地机解,以及《配穴》章从经配各节。

最后,以往各篇讲到脉诊法,或从脉诊论治,始终以寸口脉为主。然而,临床形势变化万千,如果寸口脉诊察不便,又当如何?以下举三部九候诊法用例一则,作为补充。

心脏瓣膜修复术后肠麻痹案

张某,男,48岁。初诊时间2015年5月16日。

患者因二尖瓣脱垂,两天前(2015年5月13日)夜间在某心血管医院行瓣膜修复术,手术顺利。但全麻后出现肠麻痹,截止5月16日晨,仅得矢气1次,大便不通,数次用开塞露助之。持续输液纠正电解质,一天内腹胀持续加重,初见时腹胀已如鼓。察脉,右寸关浮弦,以九层别之,则第二三层明显,深层皆无力,右尺脉可。左手脉完全被胶布缠绕不得,左人迎脉亦不便取。两太溪脉皆濡大有力,左甚。两冲阳脉皆细小无力。察两侧足阳明经,水湿象明显,上巨虚附近可及僵硬结节。

于腹部、足阳明、太阴行和风刺毕,右寸关脉浮弦象减,余者变化不大。针中脘、下脘、天枢、气海、足三里(双)、上巨虚(双),阳陵泉(左)。刺毕察脉,右关转滑数有力,阳气来复象。双阳溪脉、冲阳脉仍细弱,双太溪脉仍盛大,左甚。察太白、公孙附近,肌肉较柔弱。缓刺左公孙、太白,行轻柔手法。稍后,左太溪脉势减,冲阳脉稍盛。右寸口脉关部滑数象消失,见虚浮象。刺右公孙、太白,并将阳陵泉针从左转右。此后,双太溪脉势渐转平,双冲阳脉渐盛(较之常态,仍嫌细弱),双阳溪脉从容和缓,右寸口脉三部调和。起针。全程约45分钟。

下午三点半收到消息,上午针后(十点左右)已自行排出稀便4次,肠鸣音出现,腹围未再增加。18日上午再收到消息,患者肠麻痹现象已明显好转。

无疾按:此例是心外科术后出现的典型案例,持续输液,且左手寸口脉被遮盖,给诊脉带来很大不便。前者影响脉象真假,后者难以统观周身。

肠麻痹出现的原因,显然与全麻带来的神经系统抑制有关。不过,脉象上似乎给出了另外的启示。从脉象看,患者双太溪脉都相当盛大有力,而人迎脉、阳溪脉和冲阳脉,皆属阳明,其脉象均细弱,这与通常所见的情形截然相反。从经脉角度考虑,足少阴经与心、肺关联紧密,有兴趣可以查看《灵枢·经脉》篇中足少阴脉一节;而阳明与胃肠的关联则更为紧密。结合目前患者的处境,或可认为:此时人体气血主要用于心脏外伤的修复,而无暇顾及胃肠。

这就意味着,如果此时太过强调刺激胃肠的运动,必然会影响到心脏外伤处的气血供应。而且那件工作在一段时间内,都将是人体面临的最重要的工作。故重手法所当禁忌,大事上不能糊涂。

不过,即便心脏外伤修复再重要,整个人体仍然需要运行,一旦胃肠长时间无法通降,周身气机紊乱,必然也会影响到心脏修复。此时可以考虑从修复心脏的气血大部队中,临时抽调出一支小分队,来帮助胃肠,维持基本的生理需求。

通过三里、巨虚、阳陵,将左足少阴脉向左足阳明脉借调气血的努力,从结果看并不成功。只好顺势从左足太阴太白、公孙入手。一试起效,但寸口右关部稍得气血即不能安静。故又从右足太阴太白、公孙入手,助其平复。终得周身诸部脉动调和。

《灵枢·九针十二原》说:"刺之要,气至而有效,效之信,若风之吹云,明乎若见苍天,刺之道毕矣"。《灵枢·终始》也说:"凡刺之道,气调而止……故补则实,泻则虚,痛虽不随针减,病必衰去"。都是在强调针刺治疗的关键:调气。具体的方法,可以因人而异;但大的方向只有一个:把气调平。至于候气的手段,寸口脉也好,三部九候也罢,并无本质区别。

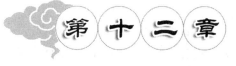

第十二章

杂 谈

《学针灸》至此,从最根本的针道、针理,到不可或缺的诊法、断法,再到核心部分的选经、选穴、配穴、取穴,乃至讲述操作要领的手法章节,最后了解针对各类病症的治法。针灸诊治疾病的轮廓,已经大体呈现出来。杂谈的部分,放松一下,谈几个学针灸过程中可能遇到的"小问题"。

一、经络是什么

做针灸,经常被问到一个问题:经络到底是什么? 这个问题还真是不好回答。按《针灸学》教科书的说法:"经络是人体内运行气血的通道"。不过,较起真来,这个说法问题不小。所谓"气血的通道",理应包括两部分:气的通道,和血的通道。血的通道,现代医学已经给出了明确认识,即血管;至于气的通道,气无处不在,它的运行,真的需要一条有形或无形的通道吗?

经络作为古代医学术语,要准确理解,离不开对概念的追本溯源。经络,是经脉与络脉的简称,其根本在"脉"。有学者对"血脉"、"经脉"、"络脉"、"经络"等概念详细考证(参赵京生老师主编《针灸关键概念术语考论》),发现经脉、络脉都是从一个更早期的概念"血脉"中分化出来,而当时的血脉所指,正是血管。也就是说,单纯从字面理解,经络根本就是两类血管的统称。

讲到这里,恐怕会有不少朋友难以接受了。说经络就是血管,显然与人们心目中神秘神奇的印象大相径庭。那么,经络身上笼罩的层层迷雾是怎样形成的? 经络脸上神秘的面纱又是如何披上的呢?

实际上,我们今天对血管的认识,以及对周身脉管系统的形象了解,是现代解剖学发展后的产物。此前,世界范围内并不存在如今随处可见的,与真实结构大体吻合的动静脉分布图。然而,医学理论一旦发展,对脉管系统的认识就必不可少：总需要一个遍及周身的管道系统，将所谓"气血"输送到全身各处。所以，多民族古代医学中，都有类似中医经络的脉管系统，在古埃及医学中称为"metu"，古希腊医学中称为"channel"，古印度医学中称为"nadis"。

不过，迫于技术的限制，抑或更重要的观念影响，古人在血管方面的解剖学，始终没有很好发展起来。问题是，真实存在的血脉，不通过精确的实体解剖，该如何认识它的样子呢？此时，一个与脉诊有关的临床现象，引起了古人的关注，即针灸学领域内发现的经脉现象。

按黄龙祥老师观点，古人在临床诊疗过程中发现，人体某个部位发生疾病时，腕踝关节附近往往可以同时发现脉动异常。比如在牙疼、腮肿痛时，发现手虎口根部的脉动会异常；脊背痛、心烦、心痛、咳喘、咽干舌燥等发生时，在脚踝内侧太溪附近的脉动处，常会出现异常搏动。诸如此类。而用艾灸方法，在这些脉动处治疗后，病症往往可以得到较好的缓解。古人势必也要问：什么道理？

从直观体验看，身体上一个（或多个）部位发生病症时，远处一个体表可及的脉动处同时出现异常，很容易想到的原因就是：二者（或多者）间，有一条血脉贯通。在古人的世界里，或许正是基于这样的认识，才会用文字描述，或在模型上画刻的方式，将两点间用一条直观的线连接，并名之曰"××脉"。

当这种划线的形式一旦确立，人体不同部位间的特异性关联，就有了一个形象表达的规范。接下来，即使腕踝部并未发现明显的脉动，只要两部位间存在这种诊疗方面的关联，仍可以"××脉"命名之，如足少阳脉、手少阳脉、手太阳脉等（此为无疾个人观点）。不过，这种脉动（即血脉）对经脉理论形成过程中的影响实在深远，以至于《难经》开篇就讲，"十二经皆有动脉"，即在强调经脉与血脉之间，有着密不可分的联系。

这一经脉现象的发现（或再发现），对正在谋求医学体系完备的古人来说，着实令人兴奋。因为终于有了一个"可靠"的方法，可以在不详求解剖的前提下，补齐尚未尽知的脉管系统。恰如挑选西瓜时，无法打开来看，但通过拍击发出的声音，可以对西瓜成熟与否作出判断；不清楚体内血管的走向，但通过观察体表反映出的，不同部位之间的联系，就可以推测体内血管的大体分布。不过，问题旋踵而至：不同时间、不同地方的人，发现的经脉并不一致，怎么办？

从现有出土文献、文物来看，在传世的十二经脉理论被立为经典之前，曾有多个版本的经脉系统存在。比如马王堆十一脉系统,双包山十脉系统,老官山十一脉系统(暂时研究尚不充分)。任何一套经脉系统,都代表了不同医家对经脉现象的观察与理解。结果不同,孰真孰假?

古人抉择的过程,今天已无从考证;能确定的只有结果。各经脉系统中,马王堆十一脉与传世十二经系统,在经脉数量、循行、病候方面的文字记载最为接近。研究者据此认为:二者间存在明显的传承关系,十二经是以十一脉为蓝本改编而成。换言之,古人从诸多经脉系统中选择了一种,经调整修订,成为标准。其选择、改编的依据,一定不是实体解剖,更可能是基于当时社会文化的认知模式:天人相应。天有十二月,地有十二江河,人有十二经脉。

对比十一脉与十二经,会发现除数量差异外,十一脉系统还有两个显著特征:一,各脉之间不连通;二,方向大都为向心走。也就是说,十一脉系统中,这些脉只能表达不同部位间的联系,而无法承担运行气血的职能。只有成为十二脉后,各脉首尾相连,如环无端,气血周行才成为可能。**从十一脉到十二经的演化,经脉的性质发生了根本转变:从针灸学所特有的,对人体不同部位间联系的直观表达,转化为中医学中关于气血运行的说理工具。**正是这个从实有到虚化的过程,为经络罩上了最初的一层迷雾。此后随着经络内涵日益扩大,承载的功能也越发强大,这层迷雾变得越来越厚重,以至于最终蒙上了神秘的面纱。

以上讲的主要都是经脉,络脉又是怎样一回事呢?总说经络运行气血,实际上,经脉与络脉,在运行气血的过程中,职能是有区别的。先补充一点小知识。人死后,如果对尸体进行解剖,会发现静脉中存有大量血液,而动脉中大多没有血液,只是一根空管。对这个现象,东西方古人的认识也趋于一致,即动脉行气,静脉行血。上文提到的,经脉一端可以触及的动脉搏动,就被古人视为"气动"现象,作为经脉行气观点的一个凭据。而体表浅在的静脉,则自然承担了相应的行血功能。也就是说,作为现代人如果重新审视古人的观念,则**经脉约等于动脉,络脉约等于静脉**。所谓的经络行气血,更像是经脉行气,络脉行血。

不过,对照现代解剖学中脉管系统的走向,不难发现古人当初的假想,即经脉所过处实由血脉相连,这一点并不真实。问题是,这种不真实,是否意味着经脉学说可以被彻底否定,加以摒弃呢?

不会的。前面讲到一件事,古人在针灸诊疗过程中发现,人体某个部位发生疾病时,腕踝关节附近相应部位可以同时出现脉动异常;在腕踝部施行艾灸治疗后,其病症可以缓解。凝练之,**人体上下内外不同部位间,存在相对特异的关联**。在经络理论演变过程中,这一点是最具临床价值的"事实",是经络(主要是经脉)理论得以成立的根基所在。相应的,认为经脉发挥作用的机理,在于其背后的血脉联系,只是对这个事实所做的"解释"。

梳理一下整个过程:先是古人发现血脉是组成人体的重要结构;之后针灸领域发现人体不同部位间存在相对特异的关联,而脉诊是发现这种关联的重要途径;接下来,古人假想出一系列不可见的血脉,将这些有关联的部位连在一起,称之为经脉;作为辅助,将体表可见的浅在静脉称为络脉;最后将经脉与络脉合称"经络",作为中医理论中,运行周身气血的通道。

当然,这里只是粗略介绍了早期经络演化过程的大概,不少细节嫌其繁复,没有列出。希望对这些过程做深入了解的朋友,可以参考以下几部著作:黄龙祥著《中国针灸学术史大纲》、《经脉理论还原与重构大纲》,赵京生著《针灸经典理论阐释》、主编《针灸关键概念术语考论》,朱兵编著《系统针灸学》。

回到最初的问题。说来说去,经络到底是什么?

按古今对经络概念的描述,诸如"气血通道"、"水通道",乃至"能量场"之类,经络的存在形式均应为"实物"。而实物,一定是不依赖于人的感知认识而能独立存在。比如太阳、河流、血管,他们的存在,不依赖于人的认知。而像地球仪上的经线,如果没有提出者的假设,又或没有接受者的想象,就很难说经线是存在的;因为,真实的地球上,永远无法找到如经线般存在的实体。如此的存在,既非实物,或可强名之曰"虚物"。类似的存在还有很多,比如早期原子模型、DNA双螺旋模型,当然还包括文学作品中大量存在的人物,比如林黛玉。那么,经络究竟是怎样一种存在呢?

首先,如果以《灵枢·经脉》篇原文记载的经脉循行路线为标准,则所谓的经脉并不是真实存在的实物。迄今为止,人类通过实证研究发现的所有经络现象,与《经脉》篇原文记载,都只是大体一致,没有严丝合缝。其次,自1950年日本人对循经感传现象的再发现开始,大量感传现象被报道出来。不过,感传现象的本质属于人的感觉,感觉不能离开人的感知而独立存在,不符合"实物"的存在形式。譬如寒热、疼痛、美丑、善恶,均非实物。再次,与感传现象不同,20世纪中叶以来,一系列循经出现的生物学反应被认识。如经脉腧穴的低电阻现象,循经低流阻现象,循经皮肤病现象等。然而,面对现代医学的检验,质疑的声音异常响亮。推荐阅读朱兵老师编著《系统针灸学》第二十一章,尤其是其中第三节《经脉现象抑或普通的生物学现象》。最后,结合上文讲述,经络的存在形式,主要是虚而非实。

打个比方。陈晓旭是一个真实存在的人,通道是一个真实存在的实体;林黛玉是曹雪芹构想出来的人物,经络是古人假想出来的虚物。陈晓旭之于林黛玉,只是一种演绎;通道之于经络,只是一个比喻。所以,我们不能把"通道"当做"经络"本身,正如不能把陈晓旭当做林黛玉。

再深入看,虚的存在,又往往有与之对应的实体存在为基础。地球上经线的存在为虚,但这个虚的背后,是地球自转时形成的南北两极。DNA双螺旋模型是虚,但其背后对应的实体,是四个碱基对之间配合连贯而成的遗传物质。即使是林黛玉这样一个从未真实存在过的人物,背后也有一个纯美鲜活的气质人格为基础,而这种人格在社会中的存在,不依赖于人的感知。那么,经络这个概念的背后,有没有与之对应的"实"呢?

回答这个问题,需要分从两个角度来看。站在历史的角度,经络最初的实质并不复杂,就是古人假想的血管系统。从前文的分析可知,与"经络"这个概念对应的实体,本应就是血管。然而事实是,血管的实体并没有被古人如实发现,同时,血管又被古人误认为是联系不同部位的基础,于是在部分血管实体的基础上,人为增加了大量假想内容。

换从科学的角度,经络背后的实,是一个临床现象,即**人体上下内外不同部位间存在相对特异的联系**。古人借此提出假说认为:**这种联系的基本形式,是12条纵向分布的线-带型联系;其联系的实体基础为血管**。截至目前,该假说的前半部分,已经得到部分证明;而后半部分,则已经被证伪。

二、腧穴是什么

经络主要是一种虚的存在。那么,腧穴呢?

按教科书的说法:"腧穴是人体脏腑经络之气输注于体表的特殊部位。"这个概念大体反映了古今主流中医-针灸界对腧穴的认识。撷取其要,"腧穴是……部位",这一点与"经络是……通道"的说法明显有别。认识腧穴,关键

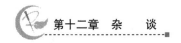

在把握三个问题:何为"脏腑经络之气"? 如何"特殊"? 怎样"输注"?

按《中医基础理论》的解释,当"一身之气分布到某一脏腑或某一经络,即成为某一脏腑或某一经络之气"。也就是说,所谓脏腑之气,实即"在某脏腑的气";经络之气,即"在某经络的气"。讲清楚些,这里**各脏腑经络气之间的差异,主要在位置**。学者杨峰对"经气"概念的详究细考(参上文所举《考论》),同样证明了这一点。仔细推敲会发现:脏腑有实体,有确定的位置,因而某脏腑之气有相对确定的范围。而经络,如上文所讲,没有与脏腑对等的实体,主要是一个虚设概念;按经典的《灵枢·经脉》篇记载,一条经脉又与少则 2 个,多则 4,5 个脏腑相连,经络之气的范围所以更难确定。既然二者性质有别,以下讨论腧穴,不妨将脏腑之气与经络之气,二者分开来讲。

当我们讲某**脏腑之气**如何,所表达的,其实**是该脏腑在当下呈现出的功能状态**。比如肾气充盈,意即肾封藏、主水等功能的状态良好;脾气虚,表达的是胃肠消化系统功能减退的状态;肝火旺,表示情志调节系统的功能亢进状态。这种内在的脏腑状态与体表部位之间,存在相对特异的关联,经典者如背腧穴、原穴与五脏的联系,可以为诊疗所用。所谓"五脏有疾也,应出十二原","五脏有疾,当取之十二原"。

常识告诉我们,正常状态下,体内的脏腑一般是感觉不到的。不仅脏腑本身不会被觉察,那些体表部位,诸如五脏原穴处,此时即便掐之按之,也往往感觉不到明显异常。唯五脏"有疾"时,才有所谓"应"出十二原的现象;也只有此时,"取"十二原才有意义。也就是说,腧穴只在疾病状态下才会显现。朱兵老师据此将腧穴区分为两种状态:静息态和激活态,颇具启发。

在此认识的基础上,再看上文腧穴概念中提到的"特殊部位",不难发现,所以"特殊",正因为疾病状态下,体表可及压痛、结节、条索等异常反应。范围如此之大的体表,只有这一处或几处表现异常,岂不是特殊吗? 进一步推究,这些异常反应的发生部位,通常是有规律可循的。比如,心脏疾患往往反映在背部心俞和原穴大陵处,肾脏病反映在肾俞、太溪穴处。所以,有些腧穴概念中不称"特殊",而讲"特定部位",也是可以接受的。

腧穴概念中,人体脏腑之气到达体表特殊部位的方式为"输注"。所谓输注,大意为输送流注。不过,如上文分析,所谓脏腑之气,其实即脏腑功能状态。而这种状态与体表部位间的关系,根本是反应。也就是说,**输注的实质是**

一种反应。讲脏腑之气输注于体表,如河水之流淌灌溉,本质上只是一个比喻。用比喻来加深对某件事物的理解是无可厚非的,但如果把比喻当做事物本身,就值得商榷了。我们可以说姑娘的身姿像柳树一样婀娜,却不能说姑娘就是柳树。无疾这里对腧穴概念穷加考究,正是希望找到腧穴真正的内涵所在。或者说,发现与腧穴之"名"对应的"实"。

有了上面对脏腑之气的认识,再看腧穴概念中的经络之气。所谓"经络之气",所指主要是经脉而非络脉的气。与脏腑不同,经脉并非实体存在,经脉之气的范围于是难以界定。比如,经脉之气的宽度、深度如何?经脉交汇处的气,该怎样归属?与经脉相连的脏腑,其内部之气与经脉之气关系如何?进一步,如果说脏腑之气的实质是脏腑功能状态,经脉之气的实质又是什么呢?

如此追问下去,希望通过逻辑途径理解经络之气与腧穴的关系,几乎是无解的。那么,不妨切换角度,还是从比喻来认识。十二条经脉,如同十二条河流在体内周行。而河流的形态,只有在四肢部才能很好地表现出来。一旦进入躯干,就不再像河流,而像大海了。也就是说,经脉与腧穴之间的关系,主要体现在四肢部。如果在四肢部经过的某条河流,出现河道的阻塞,或者河水被污染,岸两边的花草树木也会受到影响,显现出病态。那么,此时出现病态花草树木的地方,就是腧穴。

从这个比喻中可以发现,所谓经络之气,其实是以四肢为主,包括躯干表层的身体机能状态。而十二经,则可视为对体表部位的划分。从这个角度看,经脉与腧穴的内涵颇有相似,所指均为部位。二者区别,只是部位的形态,是点-片状,还是线-带状。对照上文脏腑,所谓"经络之气输注于体表的特殊部位",其实是疾病发生时,躯体(除内脏外)状态在体表出现异常反应的部位。

总结一下,**腧穴是疾病状态下,人体内外机能状态在体表出现异常反应的部位。对该部位施行针灸等刺激,可以促进机体康复。**可见,将腧穴俗称为"穴位",相当程度上突出腧穴的根本属性:位置。直观上看,腧穴所表达的是一个临床现象,一种病理反应。本质上看,则是将经脉假说中,人体上下内外不同部位间存在的特异联系,从点对线的形式,具体化为点对点的联系。这种点与点之间的特异性关联,正是腧穴发挥诊疗作用的根本所在。

讲到这里会发现,看上去玄妙神秘的经络腧穴,所表达的主要是关于生命现象的一种假说。第二章提到的经脉原理、分形原理、感应原理,本质上也都只是一种假说。既然是假说，就可以被证明，抑或证伪。比如腧穴表达的点对点关联，其确定性如何？要证明证伪绝非不可能。粗略地看，首先梳理好一个个独立命题，如肾脏功能状态与太溪穴之间是否存在特异关联？进而在肾病科患者，以及健康人群中展开大样本临床观察，再通过统计学分析得出二者间的关系。无论结果如何，都是在证明或证伪的路上，前进了一步。更重要的是，积累足够经验后，以开放的眼光，系统观察人体各部与内脏、躯体之间的联系，得到一个貌似不够完美，但确定性更佳的新"经络-腧穴"体系，或许更能接近古人经验的精髓，也可以为针灸学开拓出一片全新的、扎实的疆域。

三、穴法与手法

针灸有穴法派与手法派的分别。注重穴法者，往往强调某穴对某病症的特异性治疗效果，要求深究穴理，取穴准确。而注重手法者，更强调针刺操作的方向方式，深浅把握，轻重拿捏。实际上，针灸临床的发展，始终循着两条基本思路：**找到更适合的刺激点，找到更适合的刺激方式**。前者倾向于重穴，后者则偏重手法。这里不妨以此二者为线索，对针灸流派做个简要的介绍。

循着刺激点方向的演化，有两条路径：一是放眼全身，二是收眼局部。前者自汉唐以降，一直在进行。新中国成立后，各种因素影响下，对所谓"新穴"的发现，更是掀起过一阵浪潮，以至于穴的数量不但成千，而且上万，几乎到了无处不是穴的地步。数以千万计的新穴，多被归于经外奇穴。此外，又有独立形成体系者，如董氏奇穴、郭效宗有效点等。

从局部诊治整体，其始作俑者，当属耳穴，源出最具浪漫色彩的欧洲国度法兰西。1956 年，Nogier 此说一出，医学界为之哗然。至 1958 年此说传入国内后，尤其是 50 年代末至 70 年代末的 20 年间，类似的微针系统一个个被发明，头针、面针、眼针、鼻针、唇针、舌针、手针、足针、腕踝针、脐针、腹针……

粗略考察，各微针系统的理论依据，多在从局部可知整体的观念。自 1973 年张颖清先生提出全息论后，"全息"成为承载诸多微针系统的重要理论假说。上面提到的耳针、鼻针、唇针、舌针、手针、足针等，在阐述时，虽多提及传统中医理论，但据此立论总嫌根基不稳。究其实质，全息或许起到了更重要的支撑作用。另外，中国传统的八卦学说，也发挥了类似全息论的作用，成为眼针、脐针等系统的思路来源。

值得注意的是,头针(现代流传最广的焦氏头针)的理论依据,与其他诸系统有别,是将神经解剖中大脑皮质的功能定位,直接"投影"到头皮。也就是说,虽然头针系统同样将人体各部容纳其间,但背后隐约有一个实体结构为基础。更有意思的是,头针虽也有"通治一身"的功效,但始终强调对脑源性疾病的治疗作用。这一点对理解诸多微针系统,颇有启示。

除了探索新的刺激点,传统腧穴的用法也是备受关注的内容。约略来看,当下对传统腧穴的应用,常见以下4种思路:**从经典阐释**,**寻古籍经验**,**受药性启发**,以及**从解剖考察**。注重从经典阐释者,通常强调特定穴的应用,如原穴、络穴、五输穴等;各类特定穴中,又往往以五输穴最受推崇。《内经》以降,专论针灸的古籍有数百部,其间记有大量诊疗选穴的经验,虽嫌良莠不齐,但珍宝决计不少。元明朝间,很多选穴经验被编入歌赋,流行于世,成为针灸后学的宝贵财富。自民国起,又兴起一种关于穴性的学说,以穴比附药,从性归类穴。如祛风穴有风门、风池、风府等,祛痰穴有膻中、中脘、丰隆等。穴性说对此后针灸学术影响深远,已成为今天近乎主流的观点。最后,还可以从解剖学考察穴局部的组织结构,并发现穴的新用法。比如用哑门、风府治疗延髓麻痹,用背部督脉穴治疗截瘫。以上思路,或循古典,或从现代,或谋精进,或求旁通,都为传统腧穴用法的开拓,作出了重要贡献。

刺激方式,或者说针刺手法的演化,在明代曾达到高潮。除了广为传颂的"烧山火"、"透天凉",明代医家还创设了众多写意的针刺手法,诸如青龙摆尾、白虎摇头、苍龟探穴、赤凤迎源、龙虎交战、子午捣臼等。较之《内经》时代,手法的形式无疑得到极大丰富。不过,这种因循手法的方向,在今天相对没落,或有嫌其操作繁复之虑。反而是刺激形式演化的另一个方向——针具,得到了长足发展。

除结合电刺激形成的电针,借助药物刺激形成的穴位注射,发现新材料形成的穴位埋线等,略有"跨界"之嫌外,对针具本身的改良,也结下累累硕果。如以《内经》九针为基础制成的"新九针",将九针中的"长针"发展为芒针,在耐高温金属中探索新材料锻制的火针,将浅刺法体现在针具上的皮肤针(梅花针),改良针具以便长时留针操作的皮内针、浮针,以及当下流传甚广的小针刀(发明于1976年)等。值得注意的是,以小针刀为代表的多种现代针具,其治疗的理论依据,主要已不再是传统经络腧穴,而是更接近现代医学。且看下文

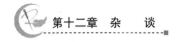

"软外"一节详解。

穴法与手法,更确切地说,刺激点与刺激方式,始终是针灸临床最关键的两个要素。对初学者来说,把握好这两条线索,在面对不时涌现的各种新学说、新理论、新方法时,便不致手足无措。

四、软外与神内

软组织外科与神经内科,已经成为现代针灸临床应用最广的两大治疗领域。仔细考究,这样的称谓并不准确。准确的说法应该是:肌肉骨骼组织系统和结缔组织病症,神经系统病症及精神和行为障碍病症(参《现代针灸病谱》)。不过,个人印象,"软外"与"神内"的表达,更简约更传神,这里姑且一用。

所谓软组织外科,以治疗肌肉、筋膜、韧带、关节囊等运动系统软组织损害引起的疾病为主。常见者如颈腰椎病、肩周炎、网球肘、膝关节病等,往往以疼痛为主要表现。神经内科以治疗脑、脊髓和周围神经病变为主,常见的脑血管病、癫痫、面神经炎、三叉神经痛等,均属此类。针灸对这两大类疾病的治疗,效果得到多方认可,属针灸优势病种。不过,将二者并列于此,更重要的考虑是,当下对这两类疾病的针刺治疗,都出现了与传统针灸学理论相偏离的倾向。

先看软外。传统中医针灸理论中,软外病与经筋病大体类同。目前从经筋诊疗者虽不乏其人,但就无疾目力所及,当下主流针灸界诊治软外病的思路,正逐渐转向现代医学方向,即从肌肉、肌腱、神经等角度来诊断、治疗。如上文提到的小针刀疗法,虽其针具形似于针,但背后的理论基础,实非脏腑、经络、经筋等传统内容。又如银质针疗法,以粗银针深刺谋效,立论在无菌性炎症引发肌肉痉挛-挛缩,故治疗用密集针刺,旨在以针代刀,施行松解。

除理论基础外,针刀和银质针在治疗思路上,也与传统针灸方法明显有别。针刺之要在调气。所谓调气,是通过对身体施加外部刺激,调节身体机能状态,促进机体康复。撷其要,**针刺过程的本质是一种刺激**(赵京生老师观点)。相比之下,针刀本身是刀,银质针以针代刀,其治疗都更接近外科手术,以对病灶(肌肉挛缩、粘连等)的直接解除为目的。

值得注意的是,近年来,西方医学界在软外领域涌现出一些新理论,如激痛点、肌筋膜。粗略读过,其在形式上与传统针灸中的经筋理论颇有相似处。

不过,稍加深入就会发现,其理论基础主要在系统解剖与力学原理,与经筋理论以表面解剖和气血输注为依据的解释,相去甚远。或可说,二者虽然形似,神却不似。

再看神内。现在不少中医院里,针灸科与神经内科的界限已经不太明显,足见二者关系紧密。与软外相似的是,主流针灸界对此大类疾病的认识,无论基础理论,还是诊疗思路,都渐倾于现代医学。如中风,作为传统中医针灸主治的一种大病,以通经活络为目的的传统治疗方案仍被广泛接受,但与此同时,各种以神经科学为导向的新方法开始涌现。比如前面提到的焦氏头针,以及专注项部治疗脑病的项针。此外,与软外不同,神内疾病的治疗思路中,仍保留了部分传统针灸的特征,即以刺激而非手术,作为治疗的主要方式。

以上可见,软外也好,神内也罢,其立论基础与治疗思路,与传统针刺疗法均显著有别。传统针刺方法,以经脉理论为依据,认为相隔较远的两点之间存在特异性关联,在局部治疗的同时,一般会选择远隔部位施治。甚或不用局部,只选远端。相比之下,软外、神内的针治思路,都主要从局部着手,较少考虑远隔部位。

需要说明的是,无疾这里提示对两类疾病诊疗的转向,并无意为中医的纯粹做辩护。殊不知,世上纯粹之物,往往弱不禁风。某些贵族为标榜血统而视为珍宝的各类纯种名犬,即是其例。所有的强大,都是从包容开始的。

中西医并非相互冲突的两套理论,而是为观察同一事物提供的两个视角。同样是一座山,远看巍峨,近观幽静,两种体验很难相互替代。而面对无比复杂的人体,多一个观察视角,总会有更多的机会,看到更接近真实的情况。目前阶段,中医将上下内外连通若一的大人体观,以及对疾病成形之前气的异常状态做出有效诊疗,都是现代医学难以企及的。

五、针刺诸问琐录

1. 扎针会疼吗?

可以完全无痛,也可以非常疼。疼不疼,主要与三方面有关:医生的手法、患者的状态和针刺部位。一般新手操作偏硬容易疼,主张重刺激的医生针刺容易疼;患者紧张时容易疼;手足赤白肉际处、手足心处及面部针刺容易疼。

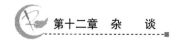

2. 针刺会耗气吗?

会。不只是针刺会耗气,走路、吃饭、说话,甚至呼吸,都会耗气。人体的气,本来就是要消耗的,否则何必有气? 所以关键不是耗,而是有节制的用。针刺在短时间内,调动一身之气对病患局部施行治疗,是一种高效的用气方法。不过,不建议为"提高疗效"而持续多处重刺激,得不偿失。

3. 针刺效果能持续多久?

对部分急性损伤,或气机紊乱,针刺拨乱反正即可,无所谓疗效持续。对常见的慢性病,一般疗效短可维持两三天,长则五六天。

4. 扎针需要练气功吗?

可以练,非必须。如果练功旨在强身健体,则与针刺本身关系不大;如果是借以提高疗效,则须谨慎。针刺治疗过程中,过分强调医生的作用,容易陷入一个困境,即医生与患者并肩对病邪作战,甚至是医生独力与患者及病邪作战。如此处境,容易对医生自身不利。

5. 初学者可以给自己扎针吗?

可以。初学者经过基本的指力练习后,可以选择安全部位,如手足三里附近自行针刺练习。待积累一定经验后,可以在本书中重点讲解的部位,选穴、取穴,并施行治疗。不过须始终牢记:安全第一。

6. 晕针是怎么回事?

晕针常见于两种情况,一是患者太紧张,二是医生手太重。当然,患者体质虚弱、疲劳、饥饿等状况,更可能诱发。晕的发生,根源在气血不能荣养。太紧张时,患者的精神过分集中在针刺处。神之所止,气之所聚。过分的聚集,会阻碍气机运行,上荣头脑就会有困难。如果再加患者之气原本不足,问题就更容易发生。手法太重,理同。

7. 扎针要看脉,但脉诊很难学呀?

脉诊的基础知识,理解难度并不大。关键在体验,找感觉。脉诊体验,离不开数量积累。一个月内看过 30 人的脉象,无论如何,手下都会有一些感觉了。数量到 100,体验就会更丰富。

据脉而刺,是对专业针灸医生的要求。对爱好者来说,由于学习和实践不便,无须太过强调脉诊的作用。实际上,通过学习选经、选穴、配穴三章,一经、二纬、三配合,已经可以为大多数常见问题,选出恰当的治疗部位。很多情况下,已经可以应对自如了。

8. 学针灸,下不去手怎么办?

针刺实践,首先需要解决进针疼痛的问题。解决的方法,主要是练习指力。按手法章所讲,每天练习半小时,一个月左右,指力基本可达小成。此时进针,痛感多已不明显。进一步的障碍,多是心理对疼痛的恐惧,这方面不强求。选择恰当的部位,之后按压、揉、掐,或艾灸、拔罐、刮痧等,往往都可以取得一定效果。作为爱好者,不必过分苛求自己。

9. 针灸治疗主要靠穴,经脉没有那么重要吧?

学针灸,尤其是专业的针灸医生,不能满足于寻找对应点,特效穴。面对人体出现的问题,如果失去对全局的把握,剩下的就只是一次次简单的对症处理。用战争作比喻,寸口脉诊把握周身气机,就是通观天下大势;按诊法察应结,就是实地考察地形地势;断病位病性,就是对敌我形势的对比研究,进而确定整体作战计划;选经,就是大兵团的部署,是与敌军正面对垒的主力部队,属战略层面的安排;选穴,取穴,是针对某一场具体战役的遣兵派将,配穴,是排兵布阵法,都属战术层面。离开战略布局,散兵游勇,可以在江湖上扬名立万,可以在群殴中拔得头筹,但在战争中,很难有所建树。选经的重要,不言而喻。

10. 经脉应该怎样称呼? 手阳明经还是大肠经?

"手足＋阴阳"的方式,直接表达了经脉在四肢部的位置,是经脉的根本特征,也是经脉的正名,有如身份证上的姓名。脏腑与经脉有关,但二者的对应关系并不严密,故脏腑名于经脉,只是俗称。

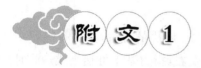

自学针灸入门必读

此文作于2014年中，当时这一本小书《学针灸》尚未动笔。时应朋友之邀，仿《自学中医入门必读》例，撰此小文。现在读来，权当对书中部分要点的凝练，故附于此。

针灸治病，粗略看来，大体不外两个要点：选取恰当的部位，施行恰当的手法。自学针灸，主要也须从这两方面入手。所谓选取部位，又包括两个步骤：一是选，二是取。选的目的，是决定到哪去找；取的目的，是找到那个点。以下分别来看。

一、选穴

要选择恰当的部位，首先需要了解，人体一共有哪些部位可以供选择？按现代通行的说法，这些部位主要集中在十四经上，即十二正经加任督脉。这个说法当然不错，但有一点，这种按十四经划线方式对针刺部位所作的区分，对针灸临床的指导意义值得商榷。

举个例子。承泣穴，在眼球与下眼眶之间，主要治疗眼病和面部疾病，如面瘫、面肌痉挛。在十四经体系中，承泣穴分属于足阳明胃经，而且是该经的起始穴。问题是，这个穴的主治内容，只是集中在该穴所在的局部，即眼和面部（确切地说，是眼周；更确切地说，是眼的下方）。而足阳明胃经的治疗范围，则远不止于此，还包括如胃肠病、神志病等。那么，将承泣穴归入足阳明胃经，还有多大意义呢？因为**所有穴都有局部治疗作用**。

实际上，翻看宋代及宋以前的针灸书，如《针灸甲乙经》、《针灸资生经》等，会发现腧穴排布的早期形式并非如此，以十四经统周身穴。而是首先区别躯干部与四肢部,四肢部按十二经作区分,躯干部则没有这样的特点,最多标注"××脉气所发"。站在针灸医生的角度,这样的区分方式,无疑与临床的关系更为紧密,更切合临床实际。换句话说,自学针灸的朋友,要确定如何选择部位施行针灸,首先可以把握的原则就是:**躯干部就近选穴,四肢部按经脉选穴**。所谓就近选穴,换成更直白的话,哪疼扎哪。从临床结果看,很多时候,只是靠这个简单的办法,已经可以取得还不错的效果。

不过,如果针灸疗法的内容仅仅如此,恐怕针灸一门很难流传至今。因为这种选穴方法存在诸多弊端:有时很危险,比如胸闷,针刺局部很容易出现气胸,甚至刺中心脏;有时不方便,比如腰背痛,但针刺时没有床可以躺下;有时不能刺,比如皮肤局部有水疱、血肿;当然,更多时候,是效果跟不上,比如胃痛,单纯从胃局部治疗,效果经常不理想,甚至会加重。这时就需要"四肢部按经脉选穴"的原则了。按经脉选穴,会涉及两大理论,即经脉理论和腧穴理论。

经脉理论,几乎任何一本针灸学教材中,都会放在首要位置上,足见其重。对经脉理论的学习,有几本书可以推荐。浅显的,如《学中医》"经脉原理"一节;想要进一步探个究竟,了解经脉来龙去脉的大体轮廓,可以读黄老师的《黄龙祥看针灸》;再深入下去,就要涉足专业研究领域,推荐赵京生老师的《针灸经典理论阐释》。相信哪怕只是草草翻看后,对经脉的认识,就不会再是一种神乎其神、玄之又玄的印象了。当然,希望了解当下主流正统的经脉理论,最好的选择莫过于《针灸学》教材。这部分内容,各版本教材大同小异,无需特殊推荐。

针对经脉理论中的部分要点,无疾这里不妨再稍作提示:

1. 对针灸疗法来说,经脉理论最重要的意义,在于勾勒出人体内不同部位(上下、内外)之间存在联系,这样一幅图景。举例来说,针合谷治牙疼,靠的就是经脉理论。

2. 经脉特征,主要体现在四肢部,尤其是肘膝关节以下的部位。躯干部更多体现局部治疗作用,其经脉特征不够明显。

3. 六阴经与五脏之间,存在相对特异的联系。其规律为:在上的手三阴经,与胸腔中的心肺二脏联系密切;在下的足三阴经,与腹腔中的肝脾肾三脏关系密切。

回到主题"选部位",经脉理论的价值主要是,断此症病位在何经,即所谓

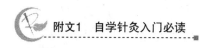

"经络辨证"。

　　腧穴理论,也是针灸学的主要内容之一。如果说经脉理论为"选部位"提供了经线上的依据,那么腧穴理论的作用就主要是给出纬线参考。如此一经一纬,部位就确定下来了。举例来看,有这样一类穴,分布在手指、足趾末端,即所谓同一纬线上。又具有相似的治疗特点,即对急证、热证、官窍病取效甚捷。在腧穴理论中,将这一类穴统称为"井穴"。原穴、合穴、郄穴等,均属此类。当然,腧穴理论中也有不少例外,如背腧穴、募穴;八会穴,八脉交会穴等理论。这里篇幅有限,不妨从以下参考书中寻找答案。

　　首先,《针灸学》教材中,对腧穴理论的讲述往往代表正统观点,可以作为必要知识了解。对腧穴理论的浅显讲解,可参考谢锡亮编著的《针灸基本功》。再深入的论述,可以参考《针灸经典理论阐释》。希望得到更专业的解释,就需要读赵京生老师主编的《针灸关键概念术语考论》,书中对各腧穴理论详究细考,可以在很大程度上代表当代针灸理论的认识水平。此外,对初学者,无疾另有一本好书推荐:高树中老师著的《一针疗法》。该书从《灵枢经》立论,以平易的语言,讲述了大量用穴经验,生动活泼,让人流连忘返。

　　再对腧穴理论要点略加归纳如下:

　　1. 腧穴理论注重对同类穴的部位与主治特征的归纳,为针灸"选部位"提供精确到点的方向指引。

　　2. 躯干部腧穴主要体现局部治疗作用,四肢部腧穴更主要体现经脉＋腧穴的治疗作用。

　　3. 腧穴一个容易被人忽视的作用在于:使对人体体表部位的表述更加方便,这一点对针灸教育与传承颇为重要。比如发现某点治疗某病证效果很好,但没有名字,就很难把这点经验告知后学。

　　有了对躯干部"就近选穴"的原则,以及四肢部"按经选穴"的认识,加之对经脉理论和腧穴理论的学习,面对一个病证,可以大体判断出,需要朝哪些部位着手了。但问题是,马上又会发现,很多穴都有治疗此病的功能,到底该取哪个?

二、取穴

　　记得无疾自己读大学时,面对这个问题,同样是一头雾水,持续了好几年。

比如咳嗽，单从教材上看，胸部、上背部的穴基本都能治，手太阴肺经的穴也几乎都治；此外，足少阴肾经上的部分穴，写着能治"咳血"，那能不能治咳嗽？一个人如果出现咳嗽，是需要把所有能治咳嗽的穴扎个遍，还是随便挑一个针就行？这样的治疗，能有效吗？

实际上，这些困惑的出现，主要是因为现代针灸教学中，忽视了一个对针灸临床极为重要的环节：取穴。**不讲取穴，手下就没有凭据，心里就没有把握**。

和中药疗法相比，或者和各种西医治疗方法相比，针灸疗法有一个非常鲜明的特点：诊疗合一。取穴过程，就是诊疗合一的典范。所谓诊疗合一，诊察时，在指下发现的异常部位，就是要针刺的部位。所谓取穴，就是在可供选择的多个部位中，取定一处或几处，作为针刺部位；选取的原则，也多是上面提到的，"异常"。怎样就叫异常呢？

按陈日新先生的说法，"腧穴存在敏化态与静息态两种功能态"，颇为认同。同一个人，同一个部位，在不同的时间，可以表现出完全不同的状态，这是自然的规律。比如胃，在不饥饿且没吃东西时，表现得很安静；感到饥饿，听到肚子里咕噜噜叫时，表现得很躁动；吃了一些不洁净的、刺激性强的、令人作呕的东西，会表现为强烈的痉挛收缩，引起呕吐。

同样的事情，也可以发生在足三里穴上。胃里安静时，足三里按上去可能没有任何特殊感觉；胃里躁动时，再按足三里可能会觉得有点酸胀；胃里波澜壮阔，奋力逐邪外出时，足三里可能会变得非常敏感，一碰就疼。当然，这里只能说可能。不同的人，面对同样的问题，可能出现完全不同的反应。有人反应在足三里，有人可能在三阴交，还有人或许在公孙或内关。这些反应，就是陈先生所谓的"敏化"，也就是上文提到的"异常"。

需要注意的是，上面讲到的敏化现象，其判断依据是患者的感觉。对针灸医生而言，仅靠这一点还远远不够。临床多了就会发现，人和人的感觉，或者说敏感程度实在相差太大。有人轻轻一按就喊疼，到处都疼；有人无论怎么用力按都说不疼，哪都不疼。应对这种尴尬的局面，需要学习针灸者练就一双巧手，而巧手离不开灵心。

用灵心巧手做什么呢？去探察那些经过选择之后的部位中，哪里出现了诸如结节、条索、僵硬、柔弱等异常反应。这部分内容，不像前面的经脉腧穴理论，是知识，可以学习。对这些反应点的探察，是一种能力，能力只有通过不断

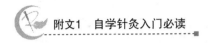

练习,才能获得;也是一种感觉,感觉只有经过体验,才能意会。

关于取穴,有一个重要问题,必须交待清楚:针灸取穴,安全第一。初学者尤须谨记。不久前一位同学出现胁痛,自己直接在局部取穴,刺入后才打电话咨询。当时无疾自己惊出一身冷汗,这也太危险了!

三、手法

针灸手法,尤其是针刺手法,是学习针灸的重中之重,也是针灸临床取效的关键环节。一个常见的事实是,同一个病人,同一种病证,同一组腧穴,不同的医生针刺,结果有天壤之别。关键在手法。也正因此,针刺手法历来都被描述得高深莫测,似乎只有得道成仙才能了然。其实未必。

针刺手法,大体可以区分为两类:技法和心法。我们平时在教材和专业书上能看到的,主要是技法。所谓技法,主要讲操作过程与方法,注重技巧。技法方面的内容,在宋金元以后得到迅速发展,在明代达到巅峰。有兴趣的朋友,可以参考陆寿康编《针刺手法百家集成》。经过宋明的繁化,针刺手法在形式和内容上都趋于丰富。但法、术层面的成绩,无法掩盖一个事实,即道层面的内容开始变得隐晦。实际上,**技法离不开心法**。不重心法的技法,难免步《灵枢·小针解》所论后尘:"粗守形者,守刺法也。"这里推荐《针灸经典理论阐释》中"刺灸术式的立意"一节,尝试用解读心法的方式,重新审视技法。相信对理解针刺手法会有启发。

所谓心法,原是佛学术语,后来用的泛了。无疾这里想要表达的是,当我遇到一个新问题不知所措时,我该怎么办? 心法要解决的,就是这个问题。

举例来看,比如火。右寸滑数而硬的火怎么办? 右关大而无形的火怎么办? 右尺无力的火怎么办? 左寸浮滑的火怎么办? 左关弦滑的火怎么办? 左关弦细如钢丝怎么办? 左尺细弱的火怎么办? 脉象上没表现的火怎么办? 如果对这一团火的各种治疗方法都无效怎么办?

无疾这里把自己既往治火的一点体会与大家分享。简单来说,火势未猛烈到"硬"的程度,尽量从气走,发出去。见不足象,草木之火,收于土;龙雷之火,收于水。诸如此类的只言片语,就是对这一点心法的总结。而这种粗陋的或者晦涩的文字,教材上是不会出现的。医生的经验集中,通常也很少会记录。

针灸毕竟与方药有别。单纯靠读医案,可以成全江瓘,却不可能造就杨继洲。关键就在于,手法需要实际操作,心法需要不断揣摩。对针灸初学者来说,如果有条件跟师学习当然好,耳提面命之下,从观察到模仿,从倾听到领会;耳濡目染间,潜移默化。如果没有条件跟师,自学也是可行的。本书《诊法》、《取穴》、《手法》各章,都是以指下感觉为主要内容。边学变练,积极尝试、体验,相信一定可以走出一条属于自己的路。不过仍要再次提醒,**针灸入门,安全第一**。没有把握时,不妨轻一点,再轻一点。

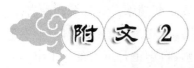

附文 2

形气之辨,对话中西

气的问题,是一个相当复杂的大问题。《针道》章中尚不足以展开,这里借对话形式,再作关于形与气的讨论,以期深入。

中:在中国古人眼里,生命的实质就是气的凝聚。一切有形的实体结构,都是由气的凝聚所形成的。比如《庄子》说:"人之生,气之聚也,聚则为生,散则为死。"《论衡》也说:"气之生人,犹水之为冰也,水凝为冰,气凝为人。"

西:不错,人和其他生命、物体一样,都是由原子、分子、细胞构成的。按你的意思,气就是原子、分子喽?

中:应该说,不只是。"气的凝聚",本身有两层含义,一是由无形的气凝聚成形的结果,二是这个凝聚的过程。

西:当然了。从分子到细胞,再到具体的组织器官,当然需要一个过程。这些过程的每一步细节,在生理学中都有科学的阐述。

中:不错。西医理论精详于此,令人钦佩。我的问题的是,这个让气凝聚的过程,是怎样开始的? 或者说,谁发出指令让气聚集的呢? 聚集成形的过程,总不会无缘无故的开始吧?

西:这个应该不是属于科学范围的问题,我没有考虑过。

中:回顾西方哲学的历史,会发现古代西方对这个问题其实是有思考,而且是有答案的。古希腊哲学认为:火、水、土、气四种元素,都是组成万物的基本物质。但这些物质不会自己运动,必须仰赖外界的某种力量,才能排列组合成万事万物。这个外界的力量,在古希腊人眼中是爱恨。爱让这些元素聚集,恨把他们分开。

西:长见识了。不过,我知道这些历史知识,与今天认识人体,认识疾病,

184

有什么关系吗？

中：当然有。对外界的推动力，西方没找到合理的解释，这部分内容就慢慢被淡化，在医学领域至今仍然如此。科学家越来越专注于可以被解释的结构，越来越多的关于有形结构的知识被发现，被积累，成就了一个无比庞大的科学知识体系。

西：现代科学体系，就是这样一步步积累产生的。因为扎实，所以伟大。

中：一点不否认科学的伟大，科学精神的可贵。我想说的是，正是因为科学太伟大了，科学知识太有力了，我们才很容易被这些知识迷惑，忘记了去追问前面提到的那个问题：是什么力量，成就了结构？

西：这个问题，很重要吗？

中：当然。不去追问，就很容易陷入一个误区：有形的结构就在那里，所有的功能，都建立在这个实体结构上。

西：当然了。没有实体结构，怎么会有功能？

中：我们不妨试想一段经历：一颗受精卵，不断生长壮大，成长为一个胎儿的过程。这个过程中，最初当然不存在心肺肠胃等实体结构。一切的起点，只不过是精子、卵子里蕴含的那一串DNA。正是在这一串DNA的引导下，各种精微物质以某种特定的方式聚集，才形成了心肺等实体器官。对这些器官来说，当然是**先有这种聚集的功能和过程，然后才有了形体结构**。先有气聚，后有形，此所谓"无中生有"。

西：可是这个聚集的过程，是在DNA的引导下完成的。DNA不一样是结构吗？没有这个结构，哪有后面按特定方式聚集精微物质的功能呢？

中：实际上，DNA更像一个笔记本。笔记本的材质、装帧固然重要，但更重要的应该还是里面的内容。本子上记录的一条条笔记，本质上是信息而非物质；这些信息又是从哪里来的呢？试想当我们从茹毛饮血的环境，来到食必烹饪的年代，生活条件的改善，就是一个重要信息。这样的信息，DNA的本子里会不会记录呢？当然。用来消化动物毛发的阑尾，在现代人体内只剩下小拇指那么大，不就是因为笔记本上说，人类已经不需要那么大的阑尾来消化毛发了吗？也就是说，DNA上记录的信息，同样是在漫长的时间历程中，人与外界的交互过程中形成的，并不存在一成不变的特定结构。

西：即使如你所说，DNA像一个笔记本。最初总要先有一个笔记本，才能

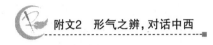

记录信息呀？没有结构，哪有功能？

中：又怎知道不是因为笔记太多了，需要个本子来记录，所以才发明了笔记本呢？最初的笔记本，或许只是几片树叶或几张羊皮串在一起呢？哪有一个预先设计好有形体的笔记本供我们记录呢？所以仍然是功能在先，结构在后。

西：好吧。结构和功能，孰先孰后，对我们认识人体与疾病，有什么关系吗？

中：关系非常大。溃疡病的发生，动脉硬化的出现，心脑血管堵塞，恶性肿瘤发生，所有这些，都意味着新的有形实体出现。如果以结构为先，认识就是：因为结构出现异常，所以功能受到影响。至于结构何以会异常，并不重要。反之，如果以气聚为先，解释就是：因为气出现了异常的聚集，所以结构才发生病变。

西：有点意思，请继续。

中：西医眼里，先有结构，再有功能，那么**疾病的本质，就是实体结构的变化**。根治疾病的方法，就是要改变结构。而中医眼里，任何有形结构的出现，前面都有一个无形的气的凝聚过程。**所以疾病的本质，是气的异常聚集**。如果当异常的气已经开始聚集，而在形上还没有见到表现时，可以及时对气做出调整，那么有形的病变，就可能不会发生。

西：一旦有形病变已经出现，不马上针对结构做处理，再讨论其发生的过程，还有意义吗？

中：当然非常重要。举个例子吧，最近2周来（2015年6月中旬），北京地区暑湿气候明显，外感病人特别多。从西医的角度，外感病，就是自然界的细菌病毒，这些"有形实体"进入人体，破坏了人体正常的结构（如白细胞数量）和功能（如体温调节功能）。治疗的目的，就是消灭这些外来的有形实体，恢复正常的白细胞水平、体温等。

站在中医的角度，看到的是另外一番情景。外面的邪气得以入侵，首先是人体为邪气的生存发展提供了良好的环境，即湿热环境。其次人体抵御外邪入侵的能力，即正气不足。换句话说，并非外邪（细菌病毒）如何强大，而是人体自身的气发生了紊乱。不过，现在体内邪气势头很猛，驱邪是必须的，但思路并非是要破坏细菌病毒的结构，只是将其驱逐出境。同时，执行驱逐任务

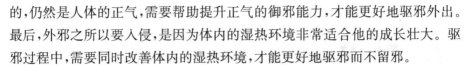

的，仍然是人体的正气，需要帮助提升正气的御邪能力，才能更好地驱邪外出。最后，外邪之所以要入侵，是因为体内的湿热环境非常适合他的成长壮大。驱邪过程中，需要同时改善体内的湿热环境，才能更好地驱邪而不留邪。

西：有点道理。不过既然气是无形的，中医又如何把握气、调整气呢？

中：具体的方法，比如望诊、脉诊，都是中医直接用以把握气状态的方法。针刺就是一个很好的直接调气的方法。实际上，中医学的各种理论，阴阳五行、脏腑经脉、伤寒温病等，就是在试图解释并把握人体内气的聚散规律。

无疾按：形与气的问题，更确切地说，气的问题，是中西医理论分歧的核心所在。不对气的概念，做刨根问底的深入探究，中医理论的精髓就很难清晰呈现。以上只作为引子，希望能对大家理解气的概念，有一点点启发。

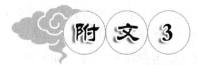

附文 3

小议针灸的剑宗与气宗

思虑再三,还是决定把这一篇小文附于书末,权当学习之余的一点消遣也罢。

剑宗与气宗,经金庸先生手笔,早已成为亿万读者心目中,分别武功家数的重要依据。借他山石,谈一谈自己对针灸治疗思路的认识。

针灸的治疗作用,大的来看有两个方向:一是针对病症的治疗,二是针对人体的调理。方便起见,这里姑且把前者称为剑宗,后者称为气宗,后文会对这样的称谓再作解释。不过,无论哪个方向哪个宗派,作为医学,都需要面对一些共同的问题:怎样诊断? 如何选择治疗部位? 怎样施行手法? 如何评价疗效? 不同的宗派,对这些问题的答案会有区别。

先看诊断。剑宗与气宗对诊断的理解有些不同。剑宗看来,一个明确的症状或疾病,就可以作为诊断结果。比如头痛、失眠、腹泻、便秘,颈椎病、鼻炎、子宫肌瘤、中风后遗症等。气宗则不然,诊断的结果上,可以完全看不出主症是什么。比如肺气虚、脾湿盛、肝郁化火;也可以是右侧上部有热,左侧中下部有寒,左侧虚弱、右侧火热;还可以是,气向下部聚集郁闭,气从右侧向上猛冲,全身气都集中到左侧中间部位。

不同的诊断结果,直接决定了针灸治疗部位的选择。剑宗善于探索、发现和整理病症治疗经验,且常用"＊＊穴"、"＊＊点"的形式,对这些临床经验加以总结。如"阑尾穴"、"定喘穴"、"安眠穴"、"腰痛点",带有鲜明的临床特征。同时,对一些腧穴的特异性治疗作用,也每每有独到见解。典型者如至阴穴纠正胎位(出《太平圣惠方》),隐白穴止崩漏(出《铜人》)等。临证时,更加注重取穴的准确,强调对腧穴的分寸把握,严格者乃至要求每次治疗留下的针孔位置都要丝毫不差。

气宗在针灸治疗部位的选择上,对经脉的强调超过腧穴,对人体分部的强调又超过经脉。气聚在左刺左,气不足在右刺右;湿气弥漫取足太阴,气郁滞闷取足少阳;顽固的逆气上冲取公孙、然谷,严重的气散不收取太白、太溪。临证时,取穴只求大概,甚至完全舍弃腧穴概念,只求某个治疗区域内的阳性体征。

至于手法,剑宗对针刺手法的学习和实践绝不嫌多。见闻某种刺法,欣欣然若有所得。当代创新之风大盛,各种微观针法层出不穷,各种新针具时有发明,剑宗于此居功至伟。气宗这方面的学习和创新热情,远不及剑宗。只是凭毫针,只是在周身,操作笨拙。针灸界内外熟知的一些标志性刺法,诸如"烧山火"、"透天凉",也更为剑宗,而非气宗所重。

疗效评价,剑宗主要以患者的感觉和实际表现为依据。治疗头痛,头痛减轻就是疗效;治疗失眠,失眠缓解就是疗效;治疗肩周炎,疼痛减轻,活动自如就是疗效。换句话说,剑宗的疗效,直接由患者说了算。相比之下,气宗对患者当下感觉的重视程度,不如对整体气"平"的关注。气是否平复,需要医生判断;其与患者的感觉之间,可以同步发生,也可以不同步。

讲了这许多剑宗与气宗的区别,针灸的剑与气,是以何为据,来划分和评定的?

先说剑的有无。有剑称剑法、剑术,无剑是拳脚功夫。对针而言,用针称针法、针术,不用针称推拿、手法。剑法与拳脚有关联,但是两途;针术推拿亦然。

再看剑、气所重。剑宗重招术,对巧招、妙招的赞颂不绝于耳;气宗重内力,溢美之词多是功力深厚。以针为剑,同样的推崇"招",无论是针具的招,刺法的招,还是取穴用穴的招;以气为宗,看重的是内在的修为,内心的定力。

剑、气之弊。徒习剑,易流于形式,贪功求快,不计长远;徒练气,易陷入玄思,轻视实战,以致迂腐。业针者亦然。徒习针法,不修根基,顾此失彼,遇繁则乱;修气至愚,只如那句"无事袖手谈心性,临危一死报君王",实践中难免有黔驴技穷感。

参照上文论及的二宗分别,不难发现:**剑宗务实,尚有;气宗务虚,尚空。**剑宗求变,创造出一个丰富多彩的世界;气宗求定,打扫出一片清净安详的世界。

　　基于如此的区别,二宗的修习者,也会有各自的学法。剑宗的学习,首重实践,其次跟师,再次读书。一位执着的剑宗求学者,只要知道哪一位老师,在某一方面有自己的独到之处,哪怕远隔千山万水,也会尽力探访求学;读书读到某位医生的治疗心得,常会喜不自胜,跃跃欲试。实践中,剑宗弟子得一针法或穴法,会尽可能在第一时间在患者身上实践,一为患者解困,二为检验所学。

　　气宗的学习,首重修心,其次修学,再次实践。没有修心的功夫做基础,心里充满各种想法念头,指下的感觉就会迟钝;没有知识学问的积淀,临证巧妇难为无米之炊。对学习得来的经验,气宗往往先会考察审视,琢磨其理。理想的状态是,道理通达,即挥洒自如;欠理想的状态是,于理难明,勉力尝试。

　　单纯的剑宗或气宗,一经被划分,就已经打上了俗世人为的烙印。实际上,真正的一流高手,是无所谓剑气宗派的。不过,带着剑气分宗的眼睛,再读《灵枢·九针十二原》,还是会发现一些有趣的现象。从"小针之要,易陈而难入"至"血脉者,在腧横居,视之独澄,切之独坚",讲的是上乘的内功心法,属气宗。接下来,从"九针之名,各不同形"到"九针毕矣",纯讲针具形状用法,属剑宗。再下来,从"夫气之在脉也,邪气在上"到"致气则生为痈疡",又谈脉气心法。再从"五脏有六腑,六腑有十二原",到"胀取三阳,飧泄取三阴",讲有形态部位的腧穴治法,又是剑宗。直到最后一段,从"今夫五脏之有疾也,譬犹刺也"至"言不可治者,未得其术也",务虚谈空,属气宗。而"刺诸热者,如以手探汤",至"疾高而外者,取之阳之陵泉也",务实谈术,又是剑宗。如此参差交互,会是完全无意的结果吗?

　　更有意思的是,《九针十二原》篇,取名两点,一是"九针",二为"十二原",都是篇中属于剑宗的部分内容。而这两部分,在篇中的文字比重,其实是远低于讨论脉气精微的气宗部分的。或可认为,这个名字大体代表了剑宗的观点?而《素问》中的另外一篇《八正神明论》中说:"三部九候为之原,九针之论不必存",似乎又是一个来自气宗的,不同的声音?

附：医案索引

医案于中医，是学习的捷径，启发的要道。现将书中所涉案例 30 则，大体以部位为纲，目录于此，方便查阅。

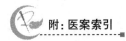

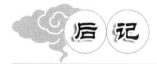

后记

　　继《零起点学中医》出版后,心里一直有个想法:写一本有价值的针灸入门书。无奈七年来,读书、临证、研究、教学,始终未得空暇,完成夙愿。终于在2015年中,卸下最沉重的两项负担,全力投入到现下这本小书的撰写。回顾一年余的历程,感慨良多。

　　与《学中医》不同,《学针灸》撰写的困难,首先不是表达如何形象传神,也不是理论怎样高深莫测,而是参照蓝本的缺失。《学中医》,每个章节都有明确的理论支持。从中医基础理论、中医诊断学、中药学、方剂学,到中医内科学,这些中医主干理论,都已形成相对完备的体系,在业内也已达成基本共识。需要的,只是理清一条主线,即以脏腑辨证为纲纪,前后贯通即可。然而,针灸的情形决计不同。

　　现下院校针灸教学的内容,大体分为经络学、腧穴学、刺灸法和治疗学四部分。如前言所讲,与中医学相比,其中缺少诊断学和方剂学。尤其诊断环节的缺失,对针灸影响极大。须知现代中医学以脏腑辨证为纲纪,所赖正是诊断。学了心肺肝脾,知道寒热燥湿,也明白气血阴阳,怎么用呢?学了四气五味,知道君臣佐使,也明白补虚泻实,怎么用呢?诊断是连接基础理论与临床治疗的枢纽,离开诊断,寸步难行。而针灸遇到的,首先就是这个问题。

　　完全依照中医诊断学的思路,病位最终会被归结到五脏,病性从虚而气血阴阳,从实则寒热风湿,《学中医》有详细讲解。问题是,这个被归结而成的五脏,如何与针灸治疗相切合呢?反观针灸临床,半为杂病半筋骨。且不说筋骨类病,其中相当部分与五脏本就关联不大;即使杂病,包括内科、妇科、儿科、皮科等诸多病症的杂糅,也未必都能归入五脏系统。问题的关键在于,**针灸治疗,最终要落实到部位上;而一个虚化的五脏理论,不足以支撑整个针灸诊疗的体系**。怎么办?

　　第三章诊法,将绝大部分的笔墨都放在脉诊和按诊上;第四章断法,用了

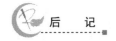

后　记

近半的篇幅讲病位，都是希望将个人临证中最真实的部分凸显出来，为探索适合针灸临床的诊断方法，做些尝试。毕竟，诊断方法不明，或不适用，针灸能做的，就只剩下哪疼扎哪，或者单穴验方。而"效之信，若风之吹云"之类的意境，就很难被体验，只剩下传说了。

除去诊断，取穴领域同样无从参照。现代针灸教学中，老师讲解的重点多在部位与主治；而强调实践的点穴课，不过是练习在人体上指出那个点。取穴法，受启于学者张树剑关于阿是穴的研究，后在赵京生老师处得选穴与取穴之别，于理方明。再经反复临床实践揣摩，对比总结，才形成本书中按诊与取穴的主要内容。粗陋得很，姑且补缺。

诊断、取穴之外，又有不少内容，现下针灸教材中虽然涉及，但嫌其单薄。比如针灸治病的原理，配穴的方法，以及手法背后的心法。其中影响最大的，当属第二章所讲"分形原理"。针灸选穴中，如何确定"纬"，即横坐标，是针灸理论无法回避的大问题。流传至今的古典腧穴理论，在解决此问题时，留下了巨大的空间。从左常波老师处受教，由刘厚岐兄补充，经蔡萌同学提示，最后赵京生老师确认，终于将分形原理与经脉原理并列，作为针灸选穴的理论基础。

结构性内容的补充和丰富，极费心思，也最感不安。而文字本身的局限，又在表达方面提出了挑战，关于感觉。正文曾经提过，针灸是一门严重依赖触觉的技术。从《诊法》中脉诊的形象，到《取穴》中各部应结的性状，再到《手法》章针下得气感的把握，都离不开医生指下的感觉。而但凡涉及感觉，必然动心。在这个指下的世界里行走，用心体验，是无可替代的门径。因为感觉，不像知识可以学习，不像能力可以练习，唯有用心，唯有体验。精深以穷理，缜密以思辨，可以成就学问，却无法培养出合格的针灸医生。

对这一点，除了极力鼓励实践，无疾实在没有更好的建议。感觉就是这样，不经体验，就永远不是我的；而一旦体验过，就永远都是我的。不过，文字也非一无可为。要去体验，首先需要了解一些基本的知识，如《取穴》章人体各部常见应结的具体部位和形态。进而又需要将这种感觉尽可能与既往体验对接，如《诊法》章对脉之形象的描述。最后，还有秘而不传的所谓心法，如《手法》章调气、补泻时心中所念。关于感觉，无疾当下绵薄之力仅至于此，不足以纠偏；只望有所触动，心愿已足。

194

卷末回顾，书中仍有不少问题。由于个人临床以针为主，对灸法施用的经验有限，很难给出优于教科书的结构性建议，所以书中未及灸法；作为针灸入门，实属缺憾。又因临床经验有限，且受个人思路局限，《诊法》对应结类型的归纳仍欠严谨和准确，《断法》内容尚难以担负贯通全书的重任，《取穴》对各部应结的描述嫌其粗疏，其广泛适用性仍待检验。

这一本小书的完成，绝非因无疾个人之力。众多老师、好友、同道、同学都曾给予指导、启发和建议。其中，对选穴与取穴区别的认识，出自赵京生老师。对人体纬线规律的认识，以及对感应现象的认识，源自左常波老师。关于分形理论与针灸纬线规律的联系，要感谢蔡萌同学和赵京生老师。第二种脉诊思路（周身投影），出自许跃远老师。对厥阴及手三阳经的认识，源出黄龙祥老师《大纲》。关于手少阴-厥阴的选定思路，要感谢同学刘厚岐和张山的启发。关于足阳明经主治神志病的原理，感谢张建斌老师和张山兄指点。对得气与气至的认识，深受好友谭源生启发。对经筋类疾病的认识，感谢关秉俊老师和宗仁兄指点。还有同学孙海舒关于新中国成立后腧穴发展的见解，黄蔷关于现代针具的提示，孙士弋兄对软外与针刀往事的指点。当然，还有最重要的，要感谢授业恩师董建！感谢近二十年来，在针灸临床方面的教诲、传授与解惑！没有恩师的言传身教，恐怕无疾很难在针灸路上走到今天。

感谢左常波老师百忙中为本书作序！

感谢书稿修订阶段，刘厚岐兄和张山兄给予的中肯意见！

最后的感谢，留给感谢 2016 年一路同行的每一位朋友！敦厚的段然兄，豪爽的心悟兄，精进的海东、小米、陈悦、有年，勤恳的抚筝、苗学、宏愿、大微，乐善的天凉、芦瑶、路琪、小雨，还有一贯大力支持的卓玛、晔兄、文家、壮壮……两百多位名单太长，恕不再一一列举。感谢大家在写作最艰难的时期，给予精神上和经济上的支持和鼓励！

天下无疾

2016 年 8 月

于　有空舍